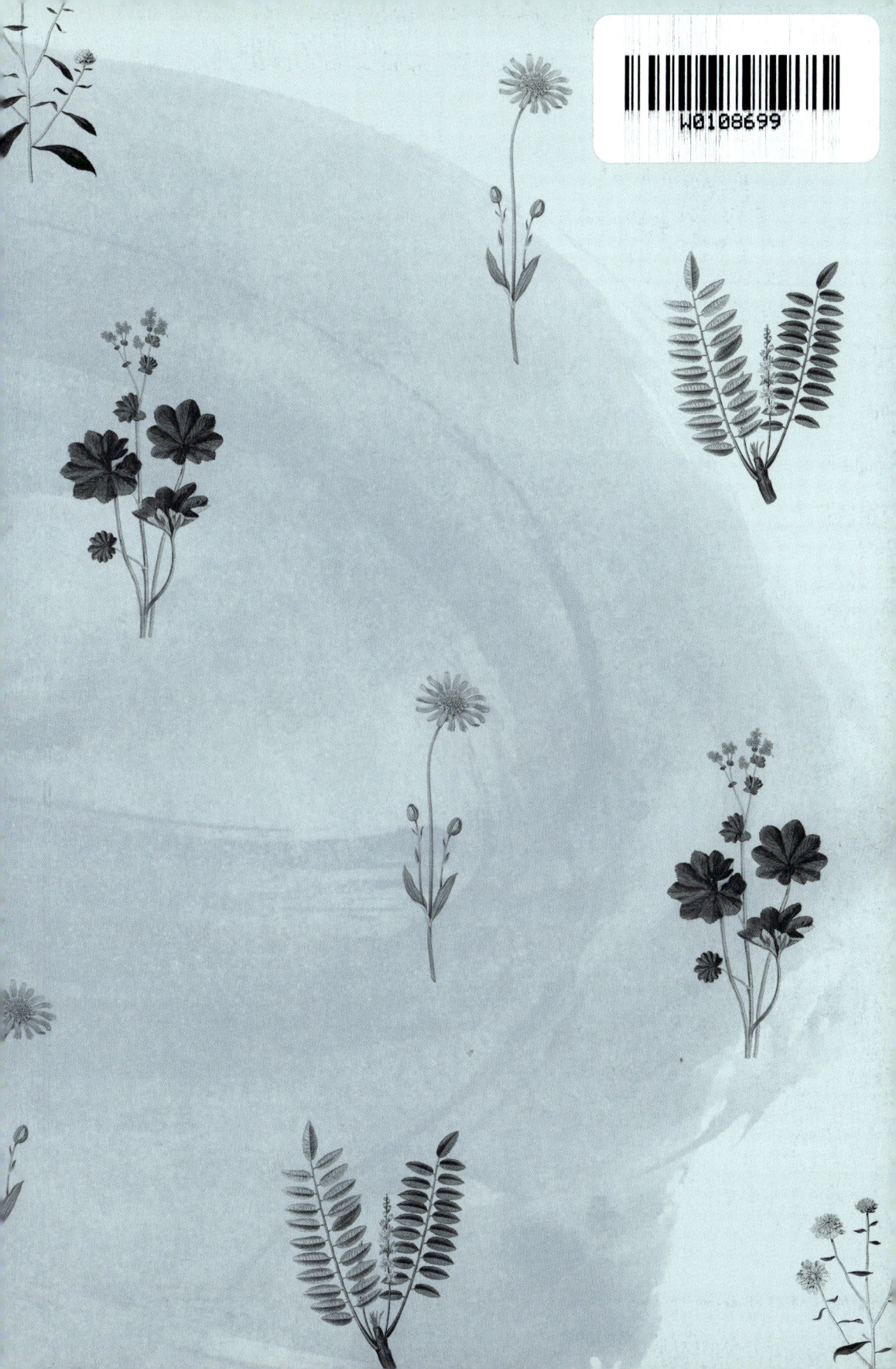

Traditionelle Räuchermedizin

Die Heilkraft der heimischen Kräuter und Harze

Bildnachweis:
Fotolia: S. 16 (o.)
Mario Gärtner Photography: S. 10, 24, 32, 36, 37, 38, 40, 114, 117
Rudolf Laresser: S. 6
smart export kommunikation.design.gmbh: Grafiken S. 12/13, 27
Wellcome Library, London. Wellcome Images: S. 12
wikimedia-commons: S. 16 (u.), 20, 21
Alle Pflanzengrafiken: www.BioLib.de

STYRIA
BUCHVERLAGE

Wien – Graz – Klagenfurt
© by Kneipp Verlag Wien
in der Verlagsgruppe Styria GmbH & Co KG
Alle Rechte vorbehalten.
ISBN 978-3-7088-0722-5

Bücher aus der Verlagsgruppe Styria gibt es
in jeder Buchhandlung und im Online-Shop
www.styriabooks.at

Redaktion, Lektorat, Grafik und Herstellung: Motto Verlagsservice, Wien
Cover: Florian Zwickl

Druck und Bindung: Livonia Print
Printed in the EU
7 6 5 4 3 2 1

Friedrich Kaindlstorfer

TRADITIONELLE RÄUCHER MEDIZIN

Die Heilkraft der heimischen Kräuter und Harze

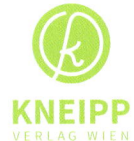

KNEIPP
VERLAG WIEN

Inhalt

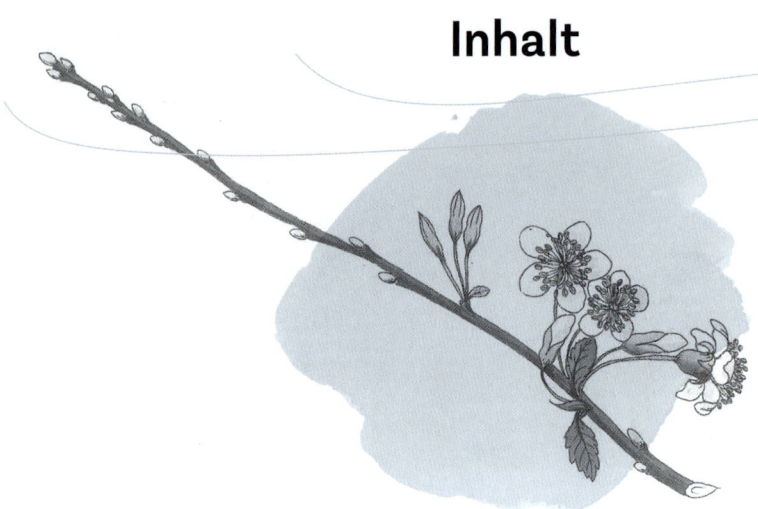

Kapitel 3   Pflanzen

Kapitel 4   Räucherrezepturen

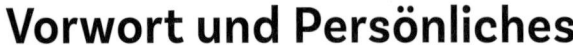

Vorwort und Persönliches

D er Titel des Buches »Traditionelle Räucher-Medizin« soll nicht etwa den Arzt ersetzen und Sie zur kritiklosen Selbsthilfe verleiten. Es soll vielmehr die Möglichkeiten bieten, mehr Sensibilität in der Wahrnehmung von sich selbst, anderen und allem Lebendigen um mich herum zu stärken. Ich habe ein ganzes Kapitel der genauen Beschreibung jener Pflanzen gewidmet, die meines Erachtens eine herausragende Stellung in allen Räucherwerken innehaben und die Sie fast alle wild sammeln können. Die alphabetische Aufzählung ist freilich unvollständig und dient in erster Linie dazu, die Wirkung der Pflanzen besser zu verstehen und für Ihre eigenen Bedürfnisse zu nützen. Räuchern kann tatsächlich dem Körper helfen, Kraft zu gewinnen und dem Geist dabei unterstützen, ruhig zu werden, seinen Horizont zu weiten und die Selbstheilungskräfte zu aktivieren.

Mein Wissen stammt aus der Praxis. So führte ich Interviews mit Ärzten, Heilpraktikern sowie Räucherexperten und recherchierte in neuen und alten Büchern zum Thema Räuchern in Zusammenhang mit Medizin. Dabei war in unserem Kulturkreis noch bis in die sechziger Jahre des 20. Jahrhunderts das Räuchern fixer Bestandteil in der Medizin und Volksheilkunde. So wurden Räucherungen zu Heilzwecken in der Apotheke angeboten wie z.B. Fichtenharz, das auch unter dem Namen »Burgunderharz« verfügbar war – es kräftigt und hilft gegen Rheuma und Ausschläge. Bei Bronchialverschleimung und Husten wurde das sogenannte »Strassburger Terpentin« verwendet. Dabei handelt es sich um Tannenharz, ein heimisches Naturheilmittel, das wie viele andere Harze und Heilpflanzen zum Räuchern im Handel verfügbar war. Es ist mir daher ein Anliegen, dem Räuchern wieder einen angemessenen Platz zur Erhaltung und Wiedergewinnung von Gesundheit und Wohlergehen zuzuschreiben.

Ich selbst bin das beste Beispiel dafür, dass jeder die Wirkung von Verräuchertem und Düften spüren kann, egal ob es um die Aufhellung der Stimmung, die Klärung der Gedanken, Entspannung, die Raumreinigung oder auch nur des Beduftens eines Zimmers geht. Dass bei einer Körperräucherung auf allen Ebenen – der mentalen, körperlichen, geistigen und spirituellen – so viel Umwälzendes passieren kann, erlebe ich heute bei meinen Körperräucherungen, meinem in meinem Beruf, im 1. Zentrum für Traditionelle Europäische Medizin durchführe, immer wieder. Ich bin dabei, wenn tiefgreifende Erkenntnis für eine – psychische wie physische – Heilung wichtig ist, ich sehe aber auch, dass einfach Loslassen heilsam sein kann.

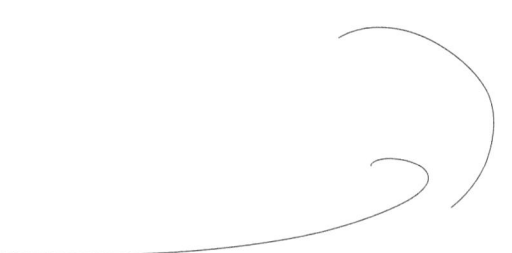

Die Räucherpraxis hat mir Schritt für Schritt mehr Sensibilität in der Wahrnehmung von mir selbst, anderen und allem Lebendigem um mich herum geschenkt. Ich achte besser auf die Signale meines Körpers und meine Bedürfnisse. War ich in der Vergangenheit oftmals drauf und dran, über die Grenzen meiner Belastbarkeit zu gehen, blinkt heute sozusagen ein inneres Warnlicht auf und signalisiert mir, einen Gang zurückzuschalten und Pausen nicht zu vergessen. Neben der neuen Art der Selbstreflexion und dem achtsamen Umgang mit meiner Energie hat mich das Räuchern emotional stabiler und gelassener gemacht.

Ich führe ein Gesundheitszentrum, in dem die Gäste Linderung und Heilung ihrer Beschwerden suchen, aber auch Trost und Zuspruch in schwierigen Lebenslagen erwarten. Außerdem möchten die meisten unter ihnen Anregungen zur individuellen Vorsorge mitnehmen. All diese Prozesse darf ich mit Körperräucherungen, aber auch mit Vorträgen und Seminaren zum Verräuchern heimischer Naturstoffe unterstützen. Alles, was ich selbst erfahren und gelernt habe, will ich weitergeben, weil ich daran glaube, dass für jeden Interessierten etwas dabei ist, wie er sein Wohlergehen und seine Lebensqualität verbessern oder hochhalten kann.

Das Räuchern hat meine Sinne geöffnet, sodass ich mein Leben genussvoller empfinde und gestalte. Je nach Anlass, Bedürfnis, Jahreszeit und Stimmung haben Räucherrituale einen fixen Platz in meinem Leben. Und alle paar Tage ziehe ich mit einer Rauch- und Duftwolke von Rosenweihrauch, Salbei und anderen Kräutern auch durch das 1. Zentrum für TEM in Bad Kreuzen. Denn: Jeder soll sich geborgen, willkommen und wohl fühlen in unserem Haus.

Ich wünsche Ihnen, dass Sie mit diesem Buch zurückkehren können zu den heilsamen Quellen der Natur. Lernen Sie mit mir die reiche Fülle an heilenden Kräutern und Harzen erkennen und richtig gebrauchen. Genießen Sie mit mir die Entdeckungsreise durch das Reich der heilsamen Düfte!

Dipl.-BW Fritz Kaindlstorfer, MBA

P.S.: Ich möchte darauf hinweisen, dass aus Gründen der leichteren Lesbarkeit darauf verzichtet wird, geschlechtsspezifische Formulierungen zu verwenden. Soweit personenbezogene Bezeichnungen nur in männlicher Form angeführt sind, beziehen sie sich auf Männer und Frauen in gleicher Weise.

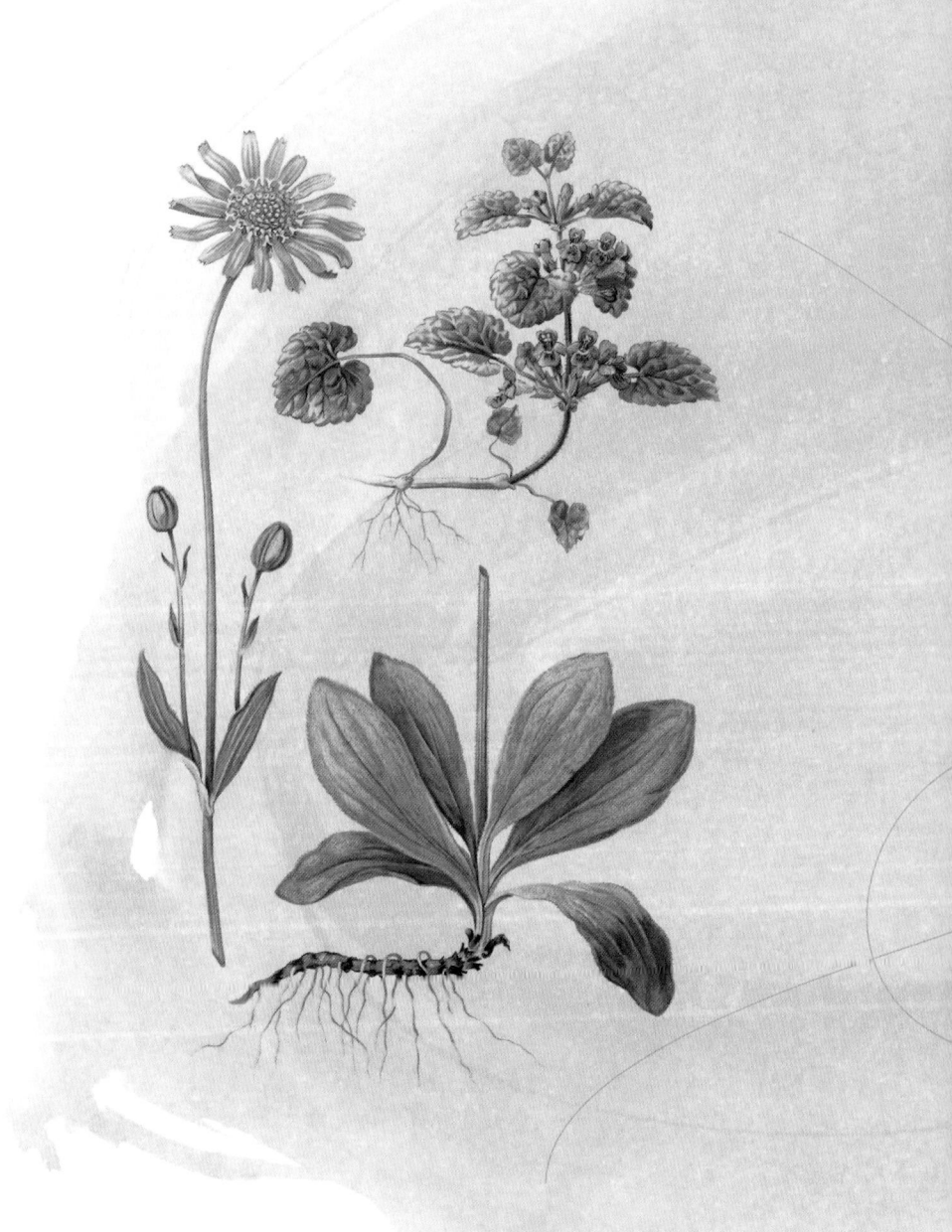

TEM

Die Traditionelle
Europäische Medizin

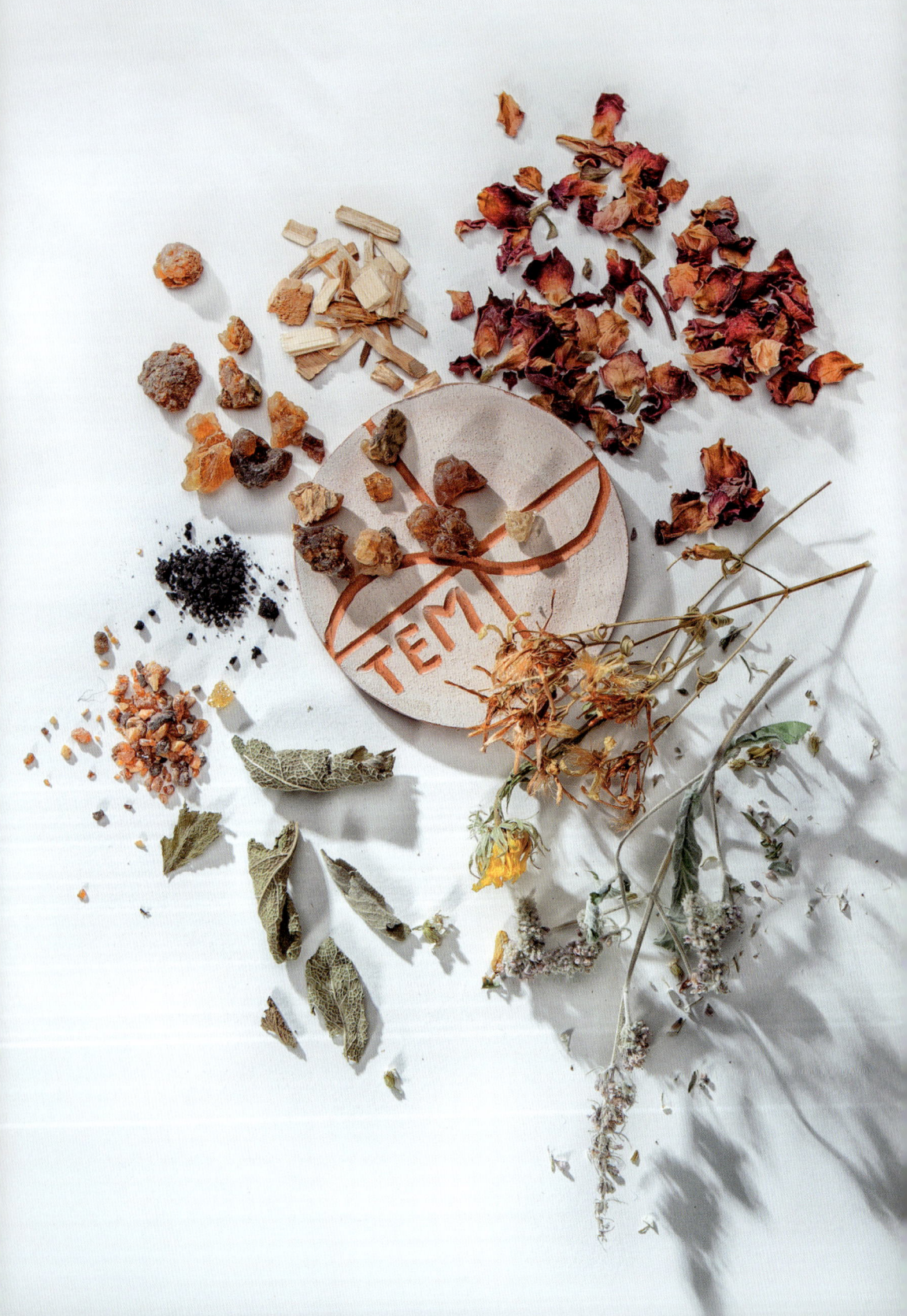

Die Traditionelle Europäische Medizin (TEM)

Bevor wir uns der Heilkraft des Räucherns widmen, ist es wichtig, die Grundlagen dieser jahrtausendealten Tradition kennenzulernen. Im Gegensatz zur Traditionellen Chinesischen Medizin (TCM) oder auch im Gegensatz zum Heilwissen des Ayurveda, geriet schon seit Beginn des 19. Jahrhunderts mit den Auswirkungen der Französischen Revolution und der Aufklärung die alte Heilkunst Europas langsam aber stetig in Vergessenheit, verdrängte doch die neue Betrachtungsweise die Medizin von den Geistes- in die Naturwissenschaften. Während also im asiatischen Raum die Tradition weitergetragen wurde und parallel zu den sich neu entwickelnden Methoden der naturwissenschaftlichen Forschung auch weiter begleitend und gesunderhaltend zur Anwendung kam, vergaßen wir Europäer das medizinische Wissen unserer Vorfahren. Dabei basieren die alten Heiltraditionen von Ost und West in ihrem Kern auf ähnlichen Erkenntnissen.

Wie die fernöstliche so will auch die TEM als beseelte Heilkunst auf Basis der Säftelehre die individuelle Konstitution eines Menschen stärken, Dysbalancen regulieren helfen und dessen Selbstheilung aktivieren. So werden beispielsweise Aderlass, Schröpfen, die Humoralpathologie, Klostermedizin, Heilpflanzen nach der Signaturenlehre, Wasseranwendungen und Spezialmassagen aus der Überlieferung neu bewertet und eingesetzt. Dabei haben Heilpflanzen und Kräuter in der TEM ihren Fixplatz. Wer daher die Räucherpraxis mit heimischen Kräutern und Harzen verstehen und anwenden möchte, sollte sich vorher mit den Grundprinzipien der alten Heilkunde vertraut machen.

Die TEM betrachtet – ebenso wie alle anderen tradierten Heilverfahren – den Menschen ganzheitlich, also in Bezug auf seine Lebensumstände, aber auch im Wechselspiel mit Jahreszeit, Umwelt, Klima und Lebensphase. Sie kann begleitend und unterstützend zur Schulmedizin eingesetzt werden. Neueste Untersuchungen an der 1991 gefundenen Eismumie vom Similaungletscher in den Ötztaler Alpen, besser bekannt als »Ötzi«, haben gezeigt, dass die Ursprünge der europäischen Medizin noch weiter zurückgehen als vermutet. Hautbefunde sprechen dafür, dass Ötzi schon vor 5000 Jahren mit Akupunktur behandelt wurde. Die genadelten Punkte, die man am Mann im Eis fand, entsprechen den heutigen in der Akupunktur der TCM und auch in der Reflexologie der TEM. Das wird als Zeugnis einer schon damals auf Energielehre basierten Medizin gewertet.

Grundlagen der europäischen Medizingeschichte

Die Fragen »Wie erhalte ich mich gesund?« und »Wie genese ich von Krankheit oder Verletzung?« haben den Menschen also schon von Urzeiten an beschäftigt. Die TEM hat griechische, römische, vielleicht auch ägyptische Wurzeln, nahm germanische, keltische und slawische Impulse auf. Sie ist beinahe 3000 Jahre am Krankenbett erprobt und gelebt worden. Wobei hier Heilmethoden und kultische Praxis stark ineinander übergingen, wie jungsteinzeitliche Funde bezeugen, für die Trepanationen eher zu kultischen als zu heilenden Zwecken sprechen. Aber selbst wenn ein Loch im Kopf dazu dienen sollte, einen Dämon in den Körper oder aus dem Körper fahren zu lassen: Der Übergang von Kult und Heilung ist fließend.

Im griechischen Raum ist kaum von magischen Heilritualen die Rede. Die alten Griechen entdeckten die Bedeutung der Prävention, sprich sie erkannten, dass es ebenso wichtig ist, Krankheiten zu vermeiden wie diese zu heilen. Deshalb war es die Aufgabe der Medizin und der Ärzte, den Menschen eine Lebensweise nahezubringen, die Krankheiten nach Möglichkeit abwehrt. Griechische Philosophen wie **Aristoteles** vermittelten Richtlinien für die Prävention auf dem Gebiet der Diätetik oder der Hygiene. So wurde schon damals empfohlen, sich nicht der Völlerei hinzugeben und sich täglich Gesicht und Hände zu waschen. Beim Baden war man allerdings großzügiger: Diese Reinigung sollte einmal im Monat reichen.

Hippokrates von Kos (etwa 460–370 v. Chr.) ist der wahrscheinlich bekannteste antike Arzt, der deshalb auch *Vater der Medizin* genannt wird. In der hippokratischen Lehre stand die erkrankte Person, nicht aber deren Krankheit im Mittelpunkt. Eine Krankheit konnte sich bei jedem anders äußern. Deshalb musste auf die individuellen Bedürfnisse eines jeden Kranken eingegangen werden. Das, was als personalisierte Medizin in der heutigen Schulmedizin zum teuren Forschungsthema wird, war also in der Antike bereits gang und gäbe.

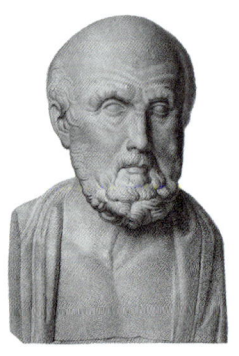

Hippokrates von Kos
wendete »gewürzhafte
Rauchwerke« an.

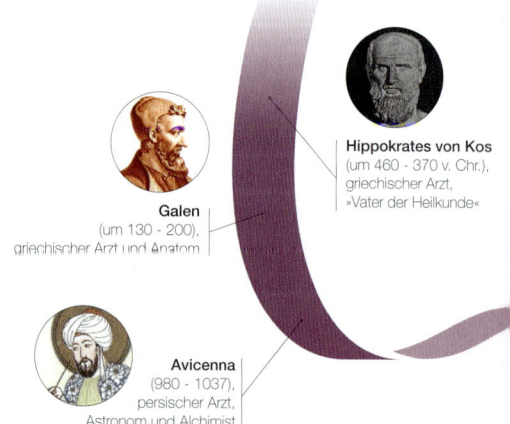

Galen
(um 130 - 200),
griechischer Arzt und Anatom

Hippokrates von Kos
(um 460 - 370 v. Chr.),
griechischer Arzt,
»Vater der Heilkunde«

Avicenna
(980 - 1037),
persischer Arzt,
Astronom und Alchimist

Grundlage der hippokratischen Betrachtungen war die Vier-Elemente-Lehre nach dem griechischen Philosophen, Politiker und Dichter **Empedokles** (5. Jh. v. Chr.). Hippokrates hat den Elementen Luft, Wasser, Feuer und Erde die vier Körpersäfte mit den dazugehörigen Temperamenten und Organen zugeordnet. Gesundheit war definiert durch das richtige Mischungsverhältnis der Säfte (= Eukrasie).

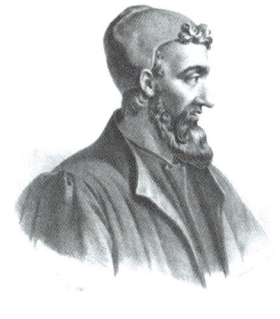

Galenos von Pergamon, Sein Prinzip der Säftelehre ist die Grundlage der heute praktizierten TEM

    Galenos von Pergamon (etwa 130–200 n. Chr.) ist ein weiterer berühmter Arzt der ausgehenden Antike. Auf seinem System der Säftelehre, das er differenziert beschrieben hat, war die gesamte mittelalterliche Medizin aufgebaut. Galen schuf ein einheitliches medizinisches System aus zwei Teilbereichen, der Gesunderhaltung des Körpers und der Heilung von Krankheit. Heilung basierte wiederum auf drei Säulen, der *Physiologie*, der *Pathologie* und der *Therapie*. Zur Therapie gehören Diätetik, Pharmazeutik und Chirurgie.

–   Die **Physiologie** beschäftigt sich mit allen natürlichen Vorgängen, den *res naturales*. Diese Wissenschaft bezieht sich nicht nur auf den Körper, sondern umfasst die gesamte Natur.

–   Die **Pathologie** befasst sich mit krankhaften Vorgängen im Körper, *den res contra naturam*.

–   Die **Therapie** des galenischen Systems stützte sich auf die Verabreichung von individuellen Arzneien und die Einhaltung einer Diät.

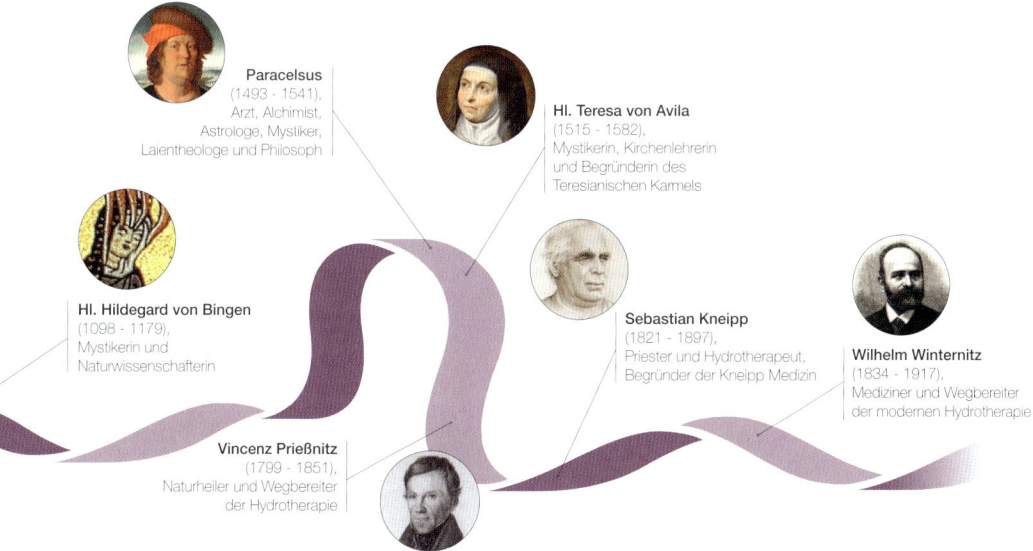

Paracelsus
(1493 - 1541),
Arzt, Alchimist,
Astrologe, Mystiker,
Laientheologe und Philosoph

Hl. Teresa von Avila
(1515 - 1582),
Mystikerin, Kirchenlehrerin
und Begründerin des
Teresianischen Karmels

Hl. Hildegard von Bingen
(1098 - 1179),
Mystikerin und
Naturwissenschafterin

Sebastian Kneipp
(1821 - 1897),
Priester und Hydrotherapeut,
Begründer der Kneipp Medizin

Wilhelm Winternitz
(1834 - 1917),
Mediziner und Wegbereiter
der modernen Hydrotherapie

Vincenz Prießnitz
(1799 - 1851),
Naturheiler und Wegbereiter
der Hydrotherapie

Im frühen europäischen Mittelalter gerieten viele der antiken Lehren durch Völkerwanderungen und die beginnende Christianisierung in Vergessenheit. Im islamischen Kulturraum und im byzantinischen Osten wurde dagegen die antike Tradition weiter gepflegt und fand durch Übersetzungen ins Lateinische abermals Eingang in die europäische Gedankenwelt, die vor allem in den Klöstern aufgenommen und dokumentiert wurde.

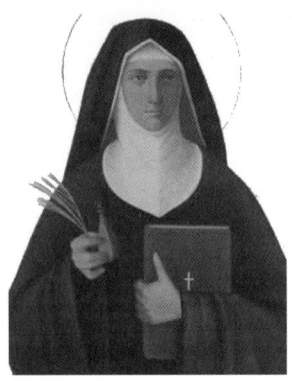

Hildegard von Bingen
nutzte das Räuchern, um
»Luftgeister« zu vertreiben
und die Atmosphäre zu
reinigen, wenn Klärung und
Reinigung notwendig waren.

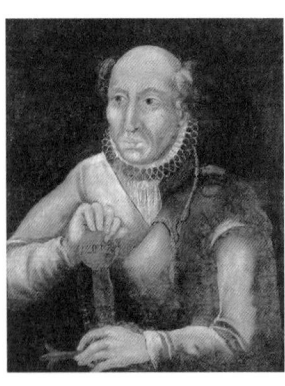

Theophrastus Bombastus
von Hohenheim, genannt
Paracelsus, einer der bedeu-
tendsten Naturmediziner
unserer Geschichte und
Gegner der Humoralpatho-
logie nach Galen.

Mit **Hildegard von Bingen** (1098–1179) fand die mittelalterliche Klostermedizin ihren Höhepunkt. Die Leistung Hildegards liegt unter anderem darin, dass sie das damalige Wissen über Krankheiten und Pflanzen aus der griechisch-lateinischen Tradition mit dem der Volksmedizin zusammenbrachte und die deutschen Pflanzennamen nutzte.

Die Neuzeit brachte durch den Arzt und Philosophen Theophrastus Bombastus von Hohenheim (1493–1541), der sich ab 1529 **Paracelsus** nannte, eine völlig neue Sicht in die Medizinwissenschaft. Die Lehren des Paracelsus fußten nämlich sowohl auf Natur- als auch auf Gotteserkenntnis. Er stellte die damals übliche Humoralpathologie (Vier-Säfte-Lehre) nach Galen in Frage und glaubte mit seiner medizinischen Auslegung der Alchemie, die er »Spagyrik« nannte, den richtigen Weg der Medizin gefunden zu haben.

Samuel Hahnemann (1755–1843) mit der von ihm begründeten *Homöopathie*, der Geistliche **Sebastian Kneipp** (1821–1897) mit den *fünf Säulen für ein gesundes Leben* und auch **Rudolf Steiner** (1861–1925) mit der *Anthroposophie* wurden im Laufe der Jahrhunderte zu wertvollen Vertretern und Impulsgebern der TEM.

Der medizinische Umbruch im 19. Jahrhundert mit der Hinwendung zur Zellularpathologie beendete die Ära der TEM als universitärer Medizin. Die Schulmedizin ging immer mehr ins Detail und vergaß dabei, die Aufmerksamkeit auf das Ganze zu lenken. Die TEM dagegen tut genau das, sie lebte und lebt im Volk, bei traditionellen Heilern und in der Ganzheitsmedizin weiter. Sie wird seit einigen Jahren Schritt für Schritt von Wissenschaftern verschiedener Bereiche aus alten Schriften, Kräuterbüchern und Erfahrungsberichten zusammengetragen und wiederbelebt.

Die Prinzipien der TEM

Die ganzheitliche Betrachtung des Menschen

In der ganzheitlichen Betrachtung des Menschen wird der Patient als einzigartiges, veränderungsfähiges Wesen, das großes Selbstheilungspotenzial in sich birgt, gesehen. Wenn der Organismus aus der Balance gerät, hat der Arzt eine Summe von diagnostischen Methoden, allen voran das Anamnesegespräch ohne Zeitdruck. Dabei werden alle Lebensbereiche hinterfragt und deren Zusammenspiel betrachtet. Anschließend wird der Patient mit allen Sinnen durch den Arzt wahrgenommen: abgehorcht, beklopft. Weitere Diagnoseverfahren sind etwa die ausgereifte Puls- und Zungendiagnostik, die Antlitzdiagnostik, die Analyse des Blutes oder auch die Iridologie (Begutachtung der Iris). Die genaue Analyse der Einflüsse innerer und äußerer Reize (= der *temperatio*) auf den Patienten dient zur Beurteilung des individuellen Temperamentes. In der Zusammenschau mit schulmedizinischen Untersuchungsergebnissen kann heute umfassend befundet werden.

Ausgewogenheit der Säfte

Die Medizin der Elemente, Temperamente und Säfte ist die natürlich gewachsene Heilkunde Europas. Das größte Geschenk dieser Medizin ist die vorbeugende Gesunderhaltung durch den Ausgleich der Elemente und Säfte im menschlichen Körper.

Wenden wir uns zunächst der Säftelehre zu. Wenn wir davon ausgehen, dass jeder Körper im Wesentlichen aus Blut (lat. *sanguis*), Schleim (griech. *phlégma*), der gelben Galle (griech. *cholé*) und der schwarzen Galle (griech. *mélaina cholé)* besteht, so wird klar, dass diese Säfte im Gleichgewicht (Eukrasie) erhalten bleiben müssen, damit Körper und Geist gesund sind. Krankheitssymptome beschreiben ein Ungleichgewicht (Dyskrasie) der Säfte und das Bestreben des Körpers, kranke Säfte unschädlich zu machen und auszustoßen. Die TEM geht nun davon aus, die natürliche Heilkraft des Körpers anzuregen, damit die Säfte wieder zu ihrem Gleichgewicht finden.

In der Antike glaubte man, dass der Körper von diesen vier Säften gesteuert wird. Die genannten Säfte sind nicht als Flüssigkeiten, sondern als Grundfunktionen (Kräfte) im Organismus zu sehen. Diese Funktionsprinzipien vereinen sich mit den Wirkprinzipien des Lebens, nämlich Wärme und Feuchtigkeit oder anders ausgedrückt: mit Energie und Substanz. Beide sind voneinander abhängig, bedingen einander und können jeweils ineinander umgewandelt werden. Die Energie bewegt sich zwischen den Polen warm und kalt, die Substanz zwischen feucht und trocken.

Die schwarze Galle werde, so glaubte man, in der Milz produziert. Bis heute kann man aus den alten Quellen nicht konkret schließen, was mit dem Begriff gemeint war. Der Schleim wurde dem Gehirn zugeordnet und sollte den Körper kühlen. Das Blut gehörte zum Herzen und die gelbe Galle wurde der heutigen Denkweise entsprechend schon der Leber zugeordnet.

Der Arzt musste einst wissen, in welche Richtung der Säftehaushalt bei einer bestimmten Krankheit verschoben ist. War zum Beispiel zu viel Blut im Körper vorhanden, konnte die Methode des Aderlasses die Krankheit vertreiben. Man musste natürlich auch, je nach Jahreszeit, das jeweilige naturgegebene Ungleichgewicht im Körper ausgleichen. Zum Beispiel sollte man im Winter, der ja kalt und feucht ist, besonders wärmespendende Heilkräuter zu sich nehmen.

Im Gleichgewicht (Eukrasie) heißt gesund

Der Mensch ist also gesund, wenn sich die Säfte im Gleichgewicht, die Eigenschaften in der Mitte befinden. Die Mitte ist durch das richtige Verhältnis der Körpersäfte definiert, was bei jedem Menschen unterschiedlich ist. Daher ist kein Kranker gleich zu behandeln. Wahre Ausgeglichenheit ist ein Zustand der vollkommenen Gesundheit und wird selten erreicht.

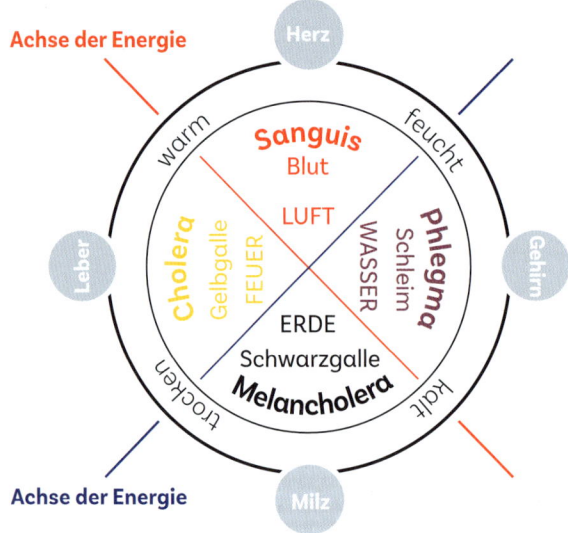

Jeder Saft ist einem Element zugeteilt. Rotes Blut der Luft, gelbe Galle dem Feuer, schwarze Galle der Erde und weißer Schleim dem Wasser. Die Elemente sind die Grundbausteine des menschlichen Körpers. Man unterscheidet zwischen leichten und schweren Elementen.

- **Leichte Elemente** sind Feuer und Luft. Sie unterstützen die Entstehung und Bewegung der Lebensgeister.
- **Schwere Elemente** sind Erde und Wasser. Sie unterstützen die Ruhe und Gelassenheit im Körper.
- In der TEM kommt ein fünftes Element hinzu: der **Äther.** Das Element Äther gilt heute als das Übergeordnete/Feinstoffliche. In der Philosophie spiegelt sich Äther in dem Begriff Quintessenz *(das Wesentliche, das Wichtigste).*

Die Archetypen

Ein weiterer bedeutender Grundaspekt der Traditionellen Europäischen Medizin ist die Temperamentenlehre, die mehr als 2500 Jahre alt ist. Die Temperamente, auch Archetypen genannt, geben an, wie ein Mensch seinem vorherrschenden energetischen Prinzip (Säftelehre) entsprechend auf äußere und innere Einflüsse reagiert.

Die TEM-Therapien werden auf die individuelle Konstitution abgestimmt, sodass die Stärken des Naturells gefördert, die körperlich-geistig-seelischen Kräfte harmonisiert und die Selbstheilung angeregt werden, um Beschwerden zu lindern. Hier eine kurzgefasste Übersicht über die Temperamentelehre:

Der **Phlegmatiker** verkörpert das Wasser-Prinzip und die gespeicherte, ernährende Energie (Reserven) mit den Eigenschaften kalt und feucht. Er hat die Fähigkeit, einen kühlen Kopf zu bewahren, wo andere ihn längst verlieren. Genuss ist dem Phlegmatiker wichtig, und man kann sich auf ihn verlassen. Dieser Archetypus steht für Hilfsbereitschaft, Liebe, Intuition und Mitgefühl. Er bringt Reserven mit, um Dinge zu vollenden, aber er initiiert wenig selbst. Er hat Probleme, in Gang zu kommen, aber wenn er läuft, dann beharrlich und voll Energie. Das ernährende und speichernde Prinzip (Schleim) herrscht vor.

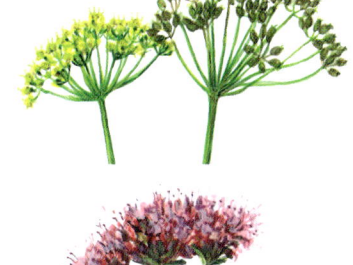

— **Häufige Beschwerden:** Die Feuchtigkeit stagniert. Neigung zu Schwellungen der Schleimhäute, Probleme mit den Mandeln, Katarrhe, Ekzeme, Hautausschlag. Die Symptome sind eher moderat und lang anhaltend.
— **Stärkung der Konstitution:** Wärmende und trocknende Anwendungen, Fieber nicht unterdrücken. Warmer Brustwickel. Zu viel Phlegma kann zu Sturheit und extremer Beharrlichkeit im Verhalten führen.
— **Zugeordnete Räucherpflanzen:** *Fenchel* und *Dost* helfen, übermäßige Verbohrtheit zu harmonisieren.

Der **Sanguiniker** verkörpert das Luft-Prinzip und die aktive Qualität mit den Eigenschaften warm und feucht. Begeisterungsfähig, offenen Herzens und optimistisch geht er durch das Leben. Nach dem Motto »Was kostet die Welt?« ist er leicht zu begeistern, aktiv, offenherzig, energiereich. Er steht für Kreativität, Spontanität und Leichtigkeit. Er tut, was ihm Spaß macht und ist nicht nachtragend. Es stehen ihm als Impulsgeber sowohl Wärme als auch Feuchtigkeit zur Verfügung, und er kann daher energiemäßig aus dem Vollen schöpfen.

- **Häufige Beschwerden:** Neigung zu Fieberschüben, akuten Entzündungen des Herzens, der Gelenke und der Nieren. Ist der Sanguiniker krank, dann oft kurz und heftig. Er neigt nicht zu chronischen Erkrankungen.
- **Stärkung der Konstitution:** Kühle Anwendungen, etwa Brust- oder Leberwickel. Ganzkörperabreibungen mit Traubenkern- und Melissenöl. Zu viel Sanguis führt zu Realitätsflucht und Träumerei.
- **Zugeordnete Räucherpflanzen:** *Eisenkraut* und *Mädesüß* können einen Ausgleich schaffen.

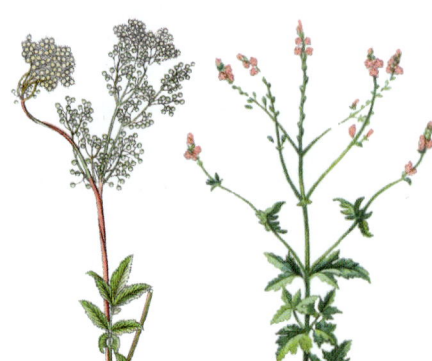

Der **Choleriker** verkörpert das Feuer-Prinzip und den inneren Antrieb mit den Eigenschaften warm und trocken. Extrovertiert, hitzköpfig und manchmal auch etwas unkontrolliert bewältigt er das Leben. Dieser Archetypus steht für Führung und Einsatzfreude auch in problematischen Zeiten. Der Choleriker hat ein hitziges Wesen, zeigt Führungsqualität nach dem Motto »immer schneller, höher und weiter«. Er steht für Lebenskraft, Aktivität, Vitalität, Durchsetzungsvermögen und Selbstbewusstsein, neigt zu Übertreibungen, zu Gefühls- und Wutausbrüchen. Die Dominanz wird unterstützt von seinem hohen Wärmepotenzial, kombiniert mit reduziertem Feuchtigkeitsprinzip.

- **Häufige Beschwerden:** Neigung – wie beim Sanguiniker – zu Entzündungen der Gelenke, daher zu Gicht, Rheuma, Steinleiden, Allergien, heftigen Schmerzzuständen, Bluthochdruck.
- **Stärkung der Konstitution:** Kühlende und beruhigende Anwendungen, die das Hitzeprinzip reduzieren. Spezialmassage mit Distel-, Mandel- oder Lavendelöl. Zu viel Cholera kann zu Anspannung und Überaktivität führen.
- **Zugeordnete Räucherpflanzen:** *Löwenzahn* und *Veilchen* gleichen diese Zustände aus.

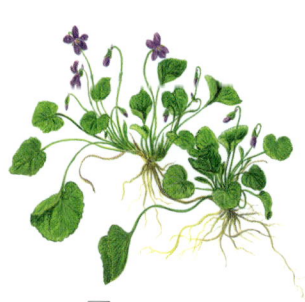

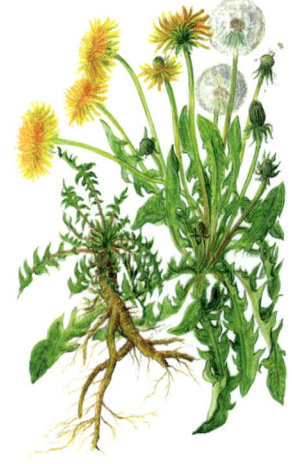

Der **Melancholiker** verkörpert das Erd-Prinzip und die begrenzende und beschränkende Kraft mit den Eigenschaften kalt und trocken. Viel denkend, ja vielleicht grübelnd meistert er das Leben. Dieser Archetypus steht für das Verlangen nach Ordnung. Der Melancholiker ist ein Mahner, schätzt die Schönheit und Intelligenz und ist eher introvertiert. Der Melancholiker rafft sich schwer zu einer Aktivität auf und ist eher pessimistisch gestimmt. Seine Schwäche ist der Mangel an Wärme- und Feuchtigkeitsprinzip.

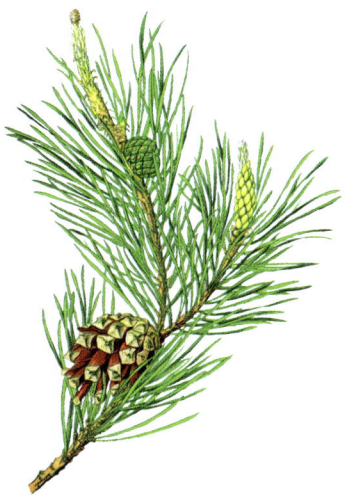

— **Häufige Beschwerden:** Da Wärme und Feuchtigkeit fehlen, die Heilreaktionen unterstützen können, leidet der Melancholiker oft an schleppend chronischen und degenerativen Erkrankungen. Er ist oft mager und neigt zu Depressionen.
— **Stärkung der Konstitution:** Warme Anwendungen wie warmer Brust- und Leberwickel. Heilerde-Kur (1 Teil Heilerde in einem Glas Wasser auflösen) am Morgen lindert Magen-Darm-Beschwerden. Spezialmassage mit stärkendem Zedernnussöl tut ihm gut. Zu viel Melancholera kann zu ängstlichen und schwermütigen Gedanken führen.
— **Zugeordnete Räucherpflanzen:** *Kiefer* und *Wermut* können einen emotionalen Ausgleich schaffen.

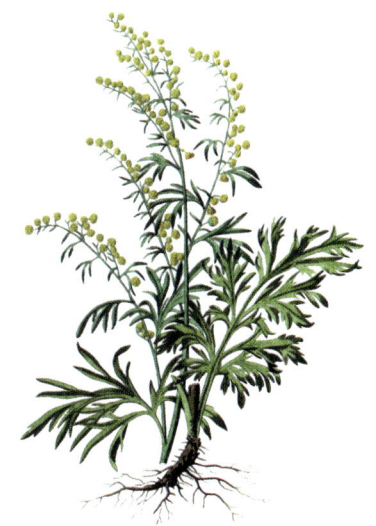

Wir alle sind vornehmlich Mischtypen, wobei meist ein Temperament vorherrschend ist.
Wer sein diagnostisches Wissen vertiefen möchte, dem sei der Fragebogen auf der Website des 1. Zentrums für TEM in Bad Kreuzen ans Herz gelegt.
Gehen Sie auf: tem-zentrum.at/archetypen.html

Heilpflanzen

Neben der Lebensordnung (Lebensstil), Ernährung, Bewegung und physikalischen Therapien haben die Heilpflanzen einen hohen Stellenwert in der traditionellen Medizin. Es kommen Pflanzen frisch oder als Aufguss bzw. Auskochung (Tee), Saft, Tinktur, Extrakt, Pulver, ätherisches Öl etc. therapeutisch zum Einsatz. Bis ins 19. Jahrhundert hinein nimmt die Heilpflanzenkunde und Phytotherapie in Europa die wichtigste Rolle bei der medizinischen Versorgung ein.

In der Antike wird das Heilpflanzenwissen systematisch festgehalten. Der römische Gelehrte **Plinius der Ältere** (24–79 n. Chr.) beschrieb bereits 1000 Heilpflanzen in seinem Werk *Naturalis historia*, einem enzyklopädischen Werk zur Naturheilkunde.

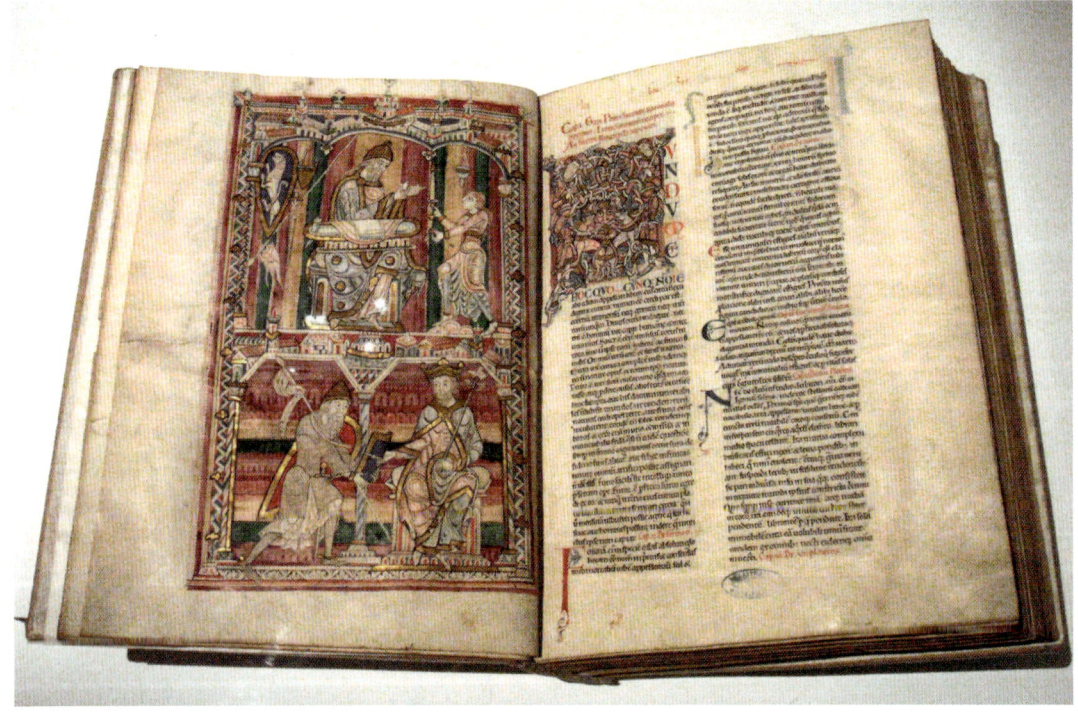

Die **Naturalis historia**
umfasst 37 Bücher mit
insgesamt 2493 Kapiteln.

Erstmalig ordnete **Galen** auch Arzneistoffe den Elementenqualitäten zu. Zum Beispiel können bei kalten und feuchten Erkrankungen, wie Erkältung, wärmende und trocknende Pflanzen Linderung schaffen.

Bei **Hildegard von Bingen** werden in ihrem naturheilkundlich-medizinischen Werk viele Arzneien mit Qualitäten und Wirkungsweisen beschrieben.

Ende des 11. Jahrhunderts entstand das Werk *Macer floridus* von **Mönch Odo Magdunensis**, das im mitteleuropäischen Raum als Standardwerk der Kräuterheilkunde galt. Odo meinte, dass das spezifische Wirkungspotenzial von Pflanzen mit den Primärqualitäten (warm-kalt, feucht-trocken) verbunden ist und für Heilzwecke genutzt werden kann.

Die Verbreitung des Pflanzenwissens geschah im deutschsprachigen Raum vor allem durch die gut dokumentierte Klostermedizin, durch zahlreiche Handschriften und Kräuterbücher, die mit der Erfindung des Buchdrucks in großer Zahl aufgelegt wurden.

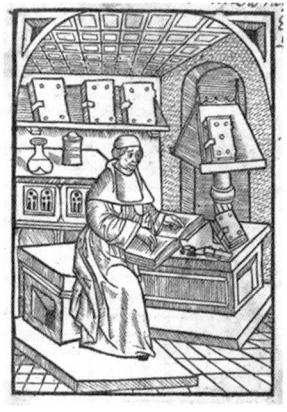

Odo von Meung
Der Kräuterautor bei der Arbeit

In unserer modernen, naturwissenschaftlich geprägten Forschung und Medizin werden meist einzelne Inhaltsstoffe der Pflanze extrahiert und genutzt wie etwa beim Herzmittel »Herzglykosid Digitalis« (Extrakt aus dem Fingerhut). Man weiß aber heute auch, dass die Wirkung von Phytopharmaka oft nicht auf einzelne Substanzen zurückzuführen ist, sondern dass ein Zusammenspiel mehrerer Inhaltsstoffe für die Gesamtwirkung eines pflanzlichen Arzneimittels verantwortlich ist. Die TEM verwendet die Pflanzen gemäß der Signaturenlehre als Ganzes. So achtet man bespielsweise darauf, wo eine Pflanze wächst, wie sie aussieht, welche Farbe, welchen Geschmack und Duft sie hat. Die Pflanze wird als Lebewesen mit Haupt- und Nebenwirkstoffen gesehen, die in ihrer Wirkung zusammenspielen und auf verschiedene Systeme im menschlichen Organismus Einfluss nehmen. Die Pflanzenseele kann auf die Menschenseele wirken, was man in der Homöopathie, beim Räuchern oder bei Bachblütenessenzen nutzt. So können Heilpflanzen Impulsgeber auf der körperlichen, mentalen und emotionalen Ebene sein. Sie regen die Selbstregulation und -heilung an.

So wie der Mensch besitzt auch die Pflanze humorale Qualitäten, die wir uns beim Räuchern zunutze machen. Deshalb kann man den Archetypen auch spezielle Pflanzen zuordnen (siehe S. 17ff). Dabei sollte immer darauf geachtet werden, dass die TEM in erster Linie die Vorsorge im Auge hält, also das Verhindern von Krankheiten. So sind auch die nun folgenden Räuchererfahrungen und -tipps als komplementäre Medizin zu betrachten, die freilich eine Therapie – sei sie nun schulmedizinisch oder naturheilkundlich – ergänzen und niemals ausschließen.

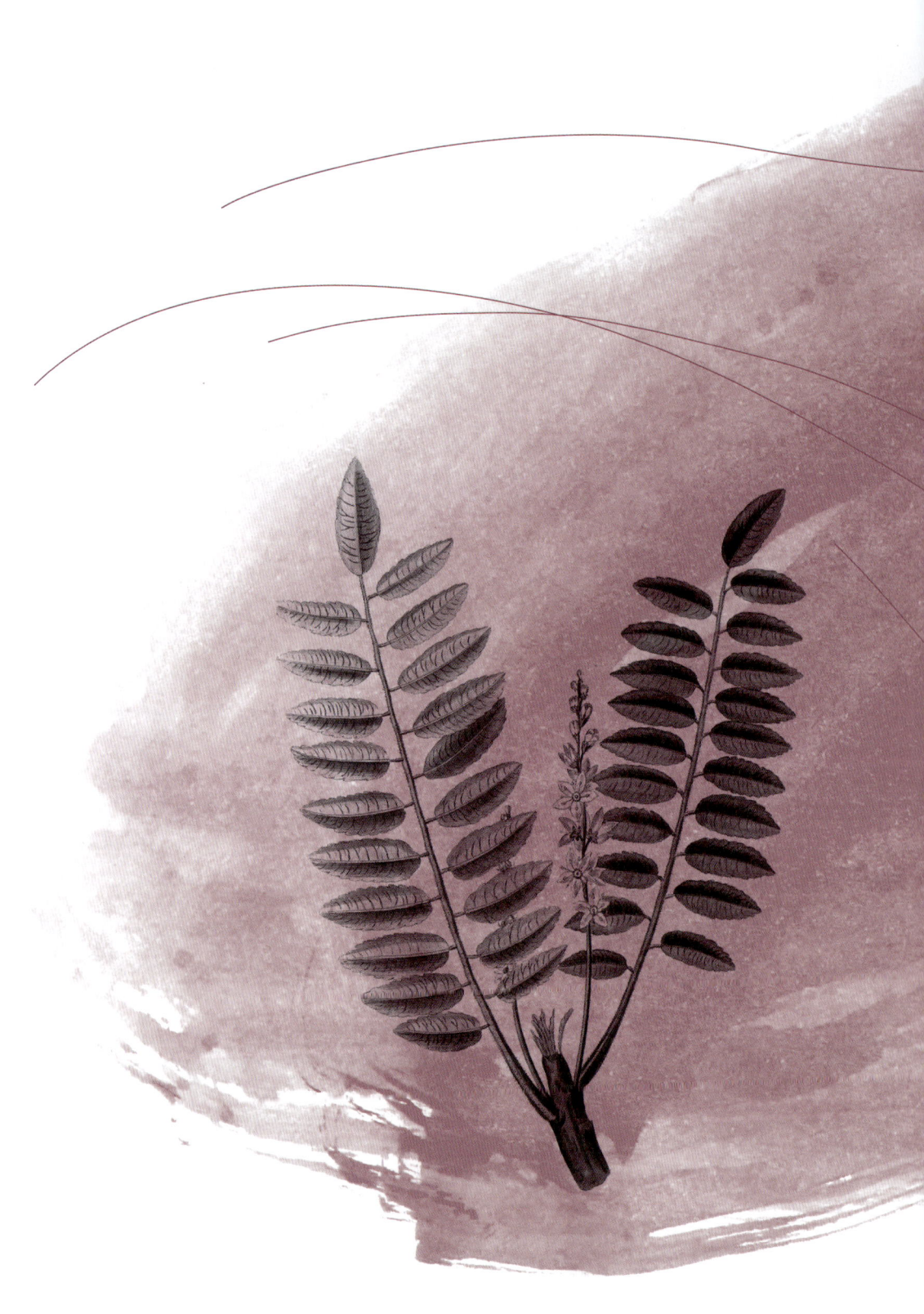

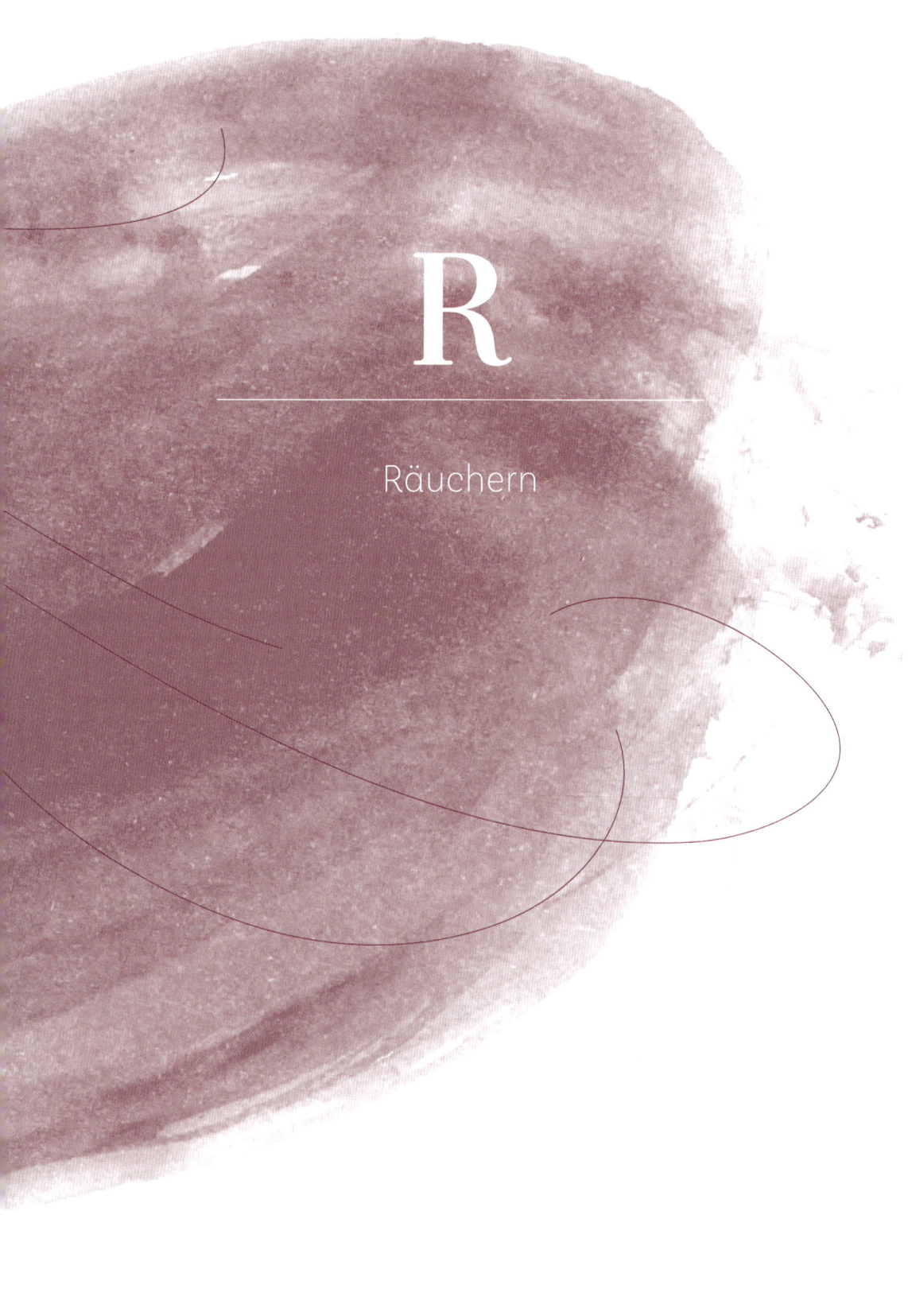

R

Räuchern

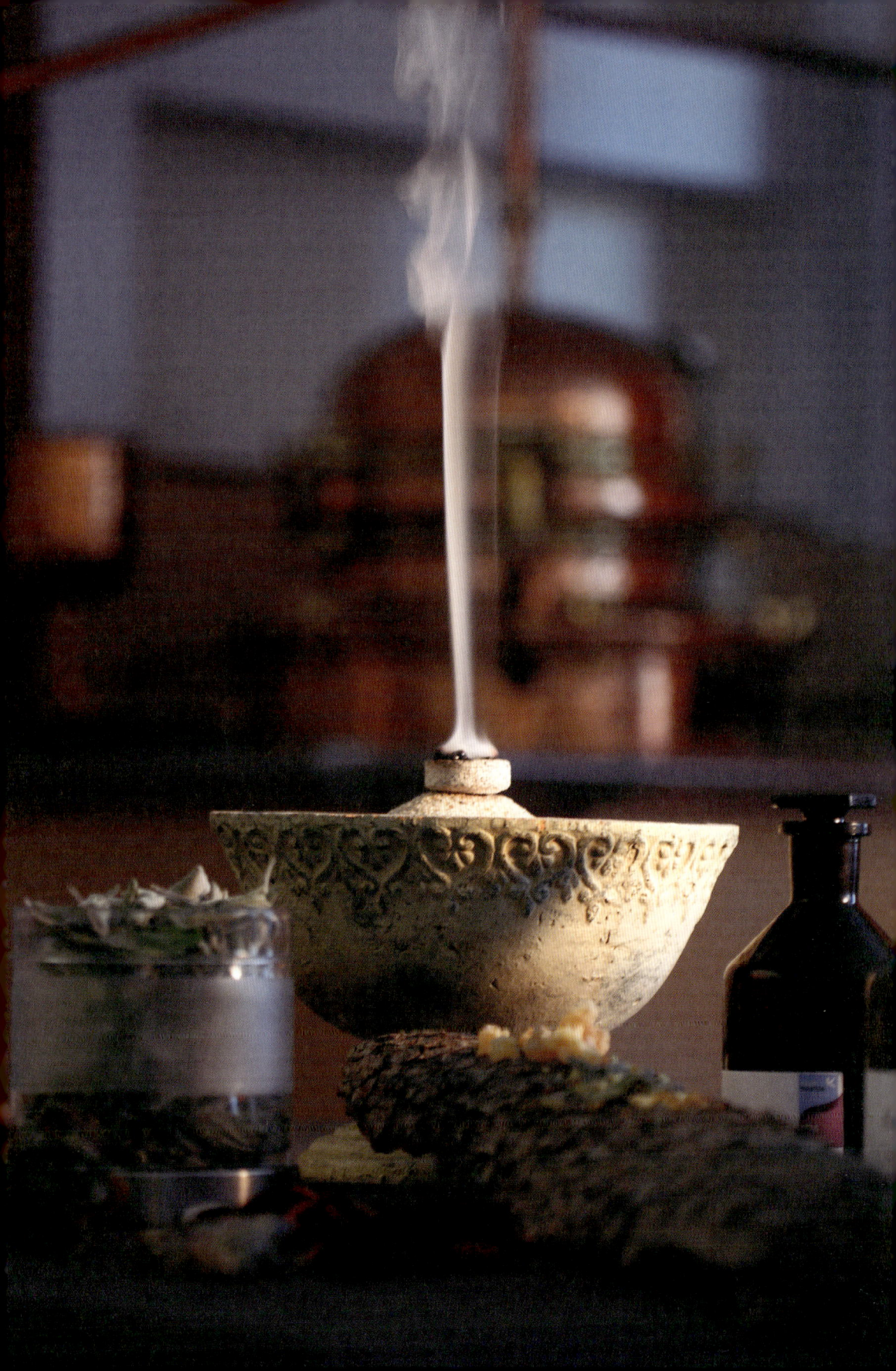

Immer der Nase nach

Der Geruchssinn, unser direkter Draht zum Gefühlszentrum

Man nehme eine Nase voll Lavendelaroma bei innerer Unruhe und verbessere seine Stimmung mit Zitrusdüften« – Gerüche und Düfte prägen uns viel mehr, als uns bewusst ist – sie wirken direkt über das Gefühlszentrum und wecken Erinnerungen. Während visuelle, akustische und haptische Reize in der Großhirnrinde verarbeitet werden müssen, wirken Gerüche unmittelbar auf das limbische System, wo Emotionen verarbeitet werden. Düfte sind also eng mit Gefühlen, dem Erinnern und dem vegetativen Nervensystem verbunden. Sie sind maßgeblich daran beteiligt, ob Stress- und Sexualhormone tanzen, ob das Herz schneller oder langsamer schlägt, sie wirken auf Verdauung und Atmung sowie auf die Ausschüttung von Botenstoffen, die Schmerzen stillen, euphorisieren oder uns hellwach im Oberstübchen machen. Der »stumme Sinn«, wie der Geruchssinn genannt wird, den wir im multimedialen Zeitalter gerne vernachlässigen, ist unser ältester Sinn.

Vom Duftmolekül zum komplexen Duft

Düfte sind komplex und bestehen aus vielen Einzelkomponenten. Der Geruch von Schokolade zum Beispiel hat rund 500 Komponenten, ein exquisiter Rotwein bringt es auf 700 chemische Signale, die unser Riechorgan fordern. Man schätzt, dass wir mehr als 10.000 Düfte unterscheiden können. Neueste Forschungen gehen davon aus, dass es noch viel mehr sind. So betörend mancher Duft auch sein mag, in vielen Fällen fehlen uns die Worte, um den Duft zu beschreiben.

Der unterschätzte leistungsstarke Sinn

Es ist die Nase, die ein Neugeborenes zur Mutterbrust führt, weil es die Milch riecht. Auch wenn wir rund 20 Prozent der Informationen aus der Umwelt mit dem Geruchssinn wahrnehmen, ist die moderne Welt von visuellen Reizen geprägt. Unser »stummer Sinn« ist erst relativ kurz Gegenstand intensiverer Forschung.

Seit Anfang der 1990er-Jahre beschäftigen sich Molekularbiologen, Genetiker, Neurologen und Computerexperten mit der Nase. So erhielten die amerikanischen Wissenschaftler Linda B. Buck und Richard Axel für die Erforschung der Riechrezeptoren im Jahr 2004 den Nobelpreis für Medizin. Allmählich wird klarer, auf welchen Wegen der Duft ins Gehirn gelangt, wie er dort beurteilt, entschlüsselt und gespeichert wird.

Mittlerweile können auch künstliche Nasen hergestellt werden, zu deren Einsatzfeldern etwa die medizinische Diagnostik von Diabetes zählt, weil sich im Atem von Zuckerkranken Aceton erschnüffeln lässt. Die elektronische Nasentechnologie (ENT) könnte in der Lebensmittelindustrie und als intelligenter Brandmelder Karriere machen, weil sie Ausgasungen von Materialien erkennt, noch bevor es zu einem Schwelbrand kommt. Aber keine Angst: Die Experten sind sich einig, dass die menschliche Nase zum Beispiel in der Wein-, Gewürz- oder Parfumbranche nicht ausgedient hat.

Jeder Mensch hat bei bestimmten Düften sofort ein Bild oder Gefühl im Kopf. Übrigens zeigten Befragungen, dass der Duft nach frisch geschnittenem Gras oder einer Wiese zu den beliebtesten zählt. Studien belegen, dass Probanden, wenn sie einem angenehmen Geruch ausgesetzt sind, Gesichter attraktiver bewerteten. Schönheit liegt also nicht nur in den Augen, sondern auch in der Nase des Betrachters. Jeder Geruch hat auf jeden Menschen eine ganz spezielle Wirkung. Fazit: Unser Geruchssinn eröffnet uns ein sinnliches Genusstor zur Welt. Welcher Satz könnte das eindrucksvoller verdeutlichen als Marilyn Monroes Antwort auf die Frage, was sie nachts im Bett trage? »Einen Tropfen Chanel Nr. 5 …«

Was gut schmeckt, entscheidet die Nase

Der Geschmackssinn ist ohne unseren Geruchssinn beinahe hilflos. Rund 80 Prozent des Geschmackserlebnisses läuft über die Nase. Die Zunge kann über die Geschmacksqualitäten süß, sauer, salzig, bitter und umami entscheiden – und das war's auch schon. Das ausschlaggebende Urteil über den Geschmack einer Speise fällt die Riechschleimhaut durch die Duftmoleküle, die nicht nur als Aroma, sondern wie durch einen Kamin vom hinteren Teil des Mundes über den Gaumen in die Nase ziehen.

Entscheidend für das Entstehen der Empfindung »schmeckt gut« oder »schmeckt schlecht« ist die Ausbildung eines individuellen Geschmackserkennungsgedächtnisses. So registriert das Gehirn den Wohlgeschmack einer sättigenden Speise zum Beispiel als Belohnung, die über den kalorischen Wert hinausgeht. Diesen Genuss möchte man dann öfter erleben. Löst eine Mahlzeit dagegen Magenschmerzen oder Übelkeit aus, führt dies zu einer Aversion, die abgespeichert wird. Viele äußere Einflüsse bestimmen diese Entwicklung mit. Gibt man Kindern früh frische, saisonale und unbehandelte Lebensmittel, werden ihnen diese auch später schmecken. Bekommen sie dagegen Fertigprodukte mit Geschmacksverstärkern und stark gesüßte Säfte, wird ihr Geschmack eher in diese denaturierte Richtung geschärft. In diesem Zusammenhang ist es aber auch wichtig anzumerken, dass manche Aversionen deshalb entstehen, weil der Körper von bestimmten Lebensmitteln krank wird oder sie ihm nicht guttun, wie etwa bei Lebensmittelintoleranzen. Wer eine natürliche Abneigung gegenüber allem Süßen hat, der könnte eventuell eine Fruktoseintoleranz haben. Unser Geschmacksgedächtnis sollte von Kindesbeinen an möglichst viele Geschmäcker erleben, um richtig konditioniert zu werden. So bekommt die Empfehlung der Ärzte, für eine abwechslungsreiche, ausgewogene, saisonale und naturnahe Kost zu sorgen, noch mehr Gewicht.

Medizinische Details zum Riechvorgang

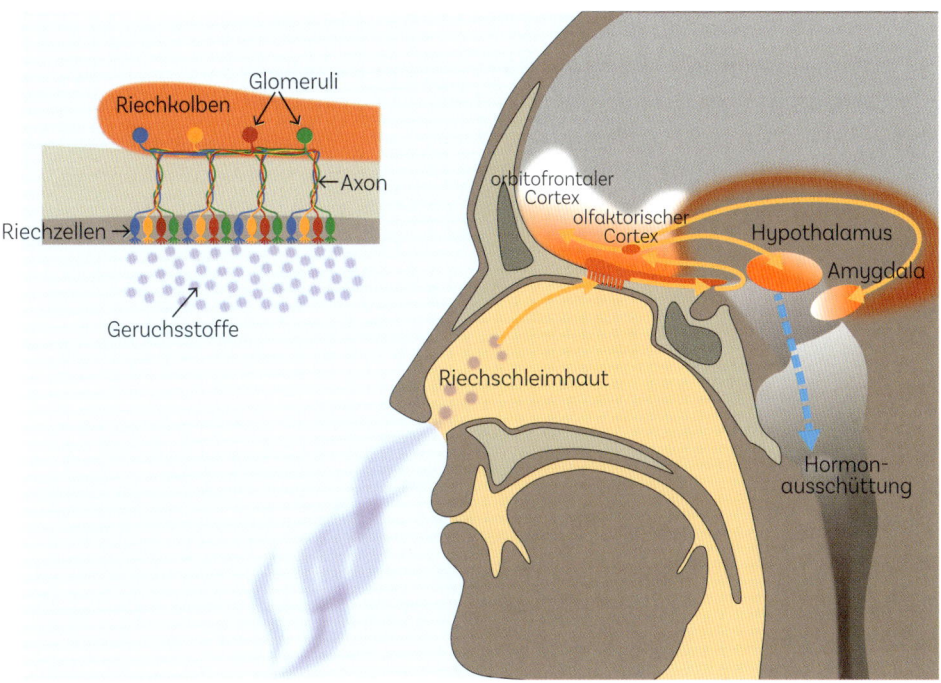

→ Mit der Atemluft gelangen Duftmoleküle zur Riechschleimhaut, in der sich rund 30 Millionen Riechzellen befinden. Die Reichschleimhaut ist ungefähr so groß wie eine Briefmarke. In der Membran der Zellen sitzen etwa 350 Rezeptoren.

→ Die Duftmoleküle docken an bestimmten Rezeptoren an und senden ein Signal an einen Glomerulus im Riechkolben. Die Glomeruli sammeln die Signale von Zigtausenden Riechzellen.

→ Der Riechkolben leitet das Signal an den olfaktorischen Kortex weiter, wo der Reiz genauestens analysiert wird.

→ Einerseits wird der Riechreiz dann an den orbitofrontalen Kortex des Großhirns weitergeleitet, wo er mit anderen Eindrücken von Gehör-, Geschmacks- und Tastsinn zu einer Gesamtempfindung zusammengesetzt wird.

→ Andererseits werden aber auch Hypothalamus und Amygdala vom Duft informiert. Die Amygdala oder das limbische System verknüpft den Duft mit Emotionen und trägt zur Bewertung des Dufts bei. Der Hypothalamus steuert das Hormonsystem, und so vermutet man, dass etwa Pheromone über diesen Weg die Ausschüttung bestimmter Hormone beeinflussen.

Riechstörungen beeinträchtigen die Lebensqualität

Die Riechzellen bilden sich alle 30 Tage neu, und Geruchssinn lässt sich trainieren. Im Alter allerdings lässt die Erneuerungsfähigkeit nach und eventuelle Riechstörungen durch Krankheiten oder Umwelteinflüsse halten länger an. Strahlentherapie bei Krebs, Kopfverletzungen oder die Folgen eines Schlaganfalls können das Riechen dauerhaft schädigen. Eine Riechstörung kann Morbus Parkinson oder die Alzheimer-Krankheit anzeigen und auch Depressive riechen oft schlechter.

Andere Gründe für Riechstörungen

→ Zink- oder Vitamin-A-, -B3-, -B6-, -B12-Mangel

→ Diabetes und Bluthochdruck

→ Blinde Nasen: Geruchsblindheit (Anosmie), das völlige Fehlen des Geruchssinns kommt bei ein bis zwei Prozent der Bevölkerung vor. Häufiger sind partielle Anosmien. So können etwa zwei Prozent der Menschen zum Beispiel Schweiß nicht riechen. Anosmien entstehen nach Virusinfektionen oder durch Lösungsmittel, Schwermetalle, Medikamente, Allergien etc. Ist die Ursache bekannt, kann man sie meist gut behandeln.

→ Auch Stress beeinflusst das Geruchsempfinden. In der Hektik riecht man selektiv und bevorzugt süße Düfte, weil sie dabei helfen, Stress besser auszuhalten.

→ Geruchshalluzination vor Migräne und Schlaganfall: Sehstörungen (eine sogenannte Aura) kündigen bei vielen Menschen einen Migräneanfall an. Doch nicht nur die visuelle, auch die olfaktorische Wahrnehmung kann fehlgeleitet sein. Manchen Migränikern »stinkt« die Umgebung vor dem Anfall – sie nehmen vor allem Gerüche von Faulendem oder Verbranntem wahr.

→ Schlechter Geruchssinn – ein Anzeichen für den nahenden Tod: Eine Studie an der Universität von Chicago ergab, dass Menschen, die bestimmte Gerüche wie etwa Pfefferminze, Orange, Fisch, Rose und Leder sehr schlecht erkennen können, ein signifikant höheres Risiko haben, in den nächsten fünf Jahren zu sterben. Der Geruchsverlust verursacht den Tod nicht direkt. Vielmehr ist er wahrscheinlich ein Anzeichen dafür, dass im Körper andere gesundheitliche Probleme vorliegen, die den Geruchsverlust verursachen.

Wehwehchen mit Aromatherapie verduften lassen

Es ist wissenschaftlich erwiesen, dass Duftstoffe ätherischer Öle zum Beispiel die Leistungs- und Konzentrationsfähigkeit steigern und depressive Verstimmungen lindern können.

– Pfefferminze auf den Schläfen vertreibt Spannungskopfschmerz
– Eukalyptus hilft, Erkältungen zu lindern
– Zimt, Salbei und Teebaumöl haben antibiotische Kraft

Geruchsstoffe und Partnerwahl

Jeder Mensch hat ein eigenes Duftprofil, das mit dem Immunsystem und Hormonstatus zusammenhängt. Die Nase führt uns zu einem Partner mit einem Abwehrsystem, das sich stark von unserem eigenen unterscheidet. Das soll der Nachkommenschaft eine starke Immunkraft bescheren. Nimmt eine Frau die Pille, verändert sich laut Studien ihre Geruchswahrnehmung. Ob sie die Nase dann bei der Partnerwahl im Stich lässt, ist nicht erforscht. Dafür scheint erwiesen, dass Menschen, die ihren Geruchssinn verloren haben, signifikant häufiger über sexuelle Störungen berichten. Befragungen von Paaren, die sich getrennt hatten, ergaben, dass sie von Anfang an der Geruch des Partners »gestört« hat.

Apropos Duftlockstoffe: Napoleon Bonaparte soll nach einem Feldzug eine Depesche an seine Joséphine geschickt haben mit den Worten: »Wasch dich nicht, ich komme!«

Fest steht, dass sich jeder Mensch durch ein angeborenes charakteristisches Duftprofil auszeichnet. Spezifische Gewebemerkmale des Organismus prägen dabei den Körpergeruch einer Person. Diese Merkmale sind im sogenannten Haupt-Histokompatibilitätskomplex *Major Histocompatibility Complex*, kurz MHC) gebündelt. Fast jede Zelle des Körpers ist mit diesen MHC-Molekülen verknüpft. Die körpereigenen Duftstoffe bilden ein sogenanntes molekulares Erkennungszeichen und machen dadurch jeden menschlichen Organismus zu etwas Einmaligem.Manche Geruchsforscher (Osmologen) vermuten, dass Paare mit einem unterschiedlichen MHC reproduktive Vorteile hätten.

Unter Verhaltensbiologen gibt es allerdings auch eine zweite Hypothese, nämlich jene der Homogamie (»Gleich und Gleich gesellt sich gern«), wonach bei der Partnerwahl eine Ähnlichkeit hinsichtlich physischer Merkmale ausschlaggebend ist, was wiederum einer anderen Annahme widerspricht, nämlich jener der Heterogamie (»Gegensätze ziehen einander an«). Noch ist nicht klar, wie es sich diesbezüglich im Hinblick auf den Geruchssinn verhält, bzw. ob sich Unterschiede im Immunsystem überhaupt klassifizieren und ob diese Unterschiede sich »erriechen« lassen.

Die Nase gut pflegen

Wann denken wir an unsere Nase? Wenn wir sie voll haben oder selbstkritisch an ihrem Aussehen herumnörgeln. Dabei leistet sie sehr viel für unser Wohlbefinden:

+ Sie kann uns das Leben retten, wenn sie uns zum Beispiel vor Feuer oder verdorbenen Lebensmitteln warnt.
+ Sie sorgt dafür, dass wir Menschen in unserer Nähe haben, die wir im wahrsten Sinn des Wortes riechen können.
+ Nichts ist erinnerungsträchtiger als ein Duft: Der Schweiß des/der Geliebten auf der Haut, die salzige Meeresbrise, der Zimt-Lebkuchen-Duft zu Weihnachten, all das weckt Assoziationen und Gefühle in uns.
+ Die Nase ist der eigentliche Feinschmecker, nicht die Zunge.
+ Sie ist Teil des Immunsystems und verhindert, dass Krankheitserreger in den Körper gelangen. Außerdem filtert sie aus täglich rund 10.000 Litern eingeatmeter Luft auf dem Weg in die Lunge Keime und Staub.

Stärkende Nahrung

+ Vitamin A hält die Schleimhaut der Nase feucht
+ Vitamin B3 und B6 brauchen wir für die Zellteilung, sodass genügend Riechzellen vorhanden sind
+ Vitamin B12 regeneriert und erneuert die Schleimhautzellen; fehlendes Zink kann bis zum Verlust des Geruchs- und Geschmackssinns führen.

Freie Nase

→ Eine Spülung mit physiologischer Kochsalzlösung schützt vor Erkältungen. Wer regelmäßig spült, senkt laut einer Untersuchung an der Medizinischen Hochschule Hannover sein Erkältungsrisiko um 25 Prozent. Wie das geht? In 200 ml lauwarmem Wasser einen halben Teelöffel Meersalz auflösen und mit einem Nasenloch hochziehen, sodass das Wasser beim anderen wieder rausläuft. Genauso mit dem anderen Nasenloch verfahren.

→ Öl gegen trockene Nasen: Ist die Schleimhaut angegriffen, bilden sich Krusten. Morgens einen Tropfen gereiftes Sesamöl in jedes Nasenloch geben und aufziehen, das reinigt die Atemwege. Auch das morgendliche Ölziehen wirkt befreiend und pflegend auf Nase und Nebenhöhlen: rund fünf Minuten lang Sesam- oder Olivenöl durch Mund und Zähne ziehen, dann ausspucken.

Tierische Meisterschnüffler

Wir beschäftigen uns an dieser Stelle auch mit dem Räuchern in der Tiermedizin. Deshalb wollen wir einen kurzen Blick auch auf die olfaktorischen Leistungen dreier Vertreter aus dem Tierreich zuwenden.

Die Schnüffelnase einiger Hunderassen ist in der Geruchssensorik um das Millionenfache empfindlicher. Nicht umsonst sind Rex & Co unsere Helfer, wenn es darum geht, Drogen, verschüttete Personen, Sprengstoff etc. über ihren Geruchssinn zu finden.

Menschen besitzen etwa fünf Millionen Riechzellen in ihrer Nase, während ein Hund im Durchschnitt über 125 bis 220 Millionen davon verfügt. Die Anzahl ist allerdings von der Hunderasse abhängig. Ein Deutscher Schäferhund liegt am oberen, ein Mops am unteren Ende der Skala. Das liegt daran, dass die Nasengröße und Nasenform bei den verschiedenen Hunderassen stark variiert. Trotzdem ist der Geruchssinn bei Hunden grundsätzlich sehr viel besser und feiner als der menschliche.

Und auch die Riechschleimhaut ist beim Hund mit rund 150 Quadratmetern viel größer als die des Menschen, der sich mit fünf Quadratzentimetern begnügen muss. Das entspricht in etwa dem Größenunterschied zwischen einem DIN-A4-Blatt und einer Briefmarke.

Die Hundenase ist im Inneren zudem noch komplexer aufgebaut als die Menschennase, sodass die Vierbeiner Gerüche viel differenzierter wahrnehmen können als ihr Herrchen oder ihr Frauchen. Kocht der Mensch beispielsweise eine Tomatensuppe, riecht er das Gericht nur in seiner Gesamtheit. Ein Hund kann hingegen einzelne Gewürze und die kleinsten Zutaten über das Riechen identifizieren. Das liegt daran, dass Hunde schneller atmen können als Menschen und gleichzeitig Gerüche in ihrer Nase »speichern«, um sie genau zu untersuchen. Hunde können außerdem ihre Nasenlöcher unabhängig voneinander bewegen und so bestimmen, aus welcher Richtung welcher Geruch kommt.

Der Geruchssinn von Katzen ist etwa dreifach besser als der des Menschen, andererseits aber bei weitem nicht so gut wie der des Hundes – die Katze bringt es auf etwa 60 bis 65 Millionen Geruchszellen. Bei der Wahrnehmung mancher Gerüche wie dem von Baldrian oder Katzenminze reagieren viele Katzen regelrecht berauscht. Hier spielt neben dem reinen Riechen allerdings auch das Jacobson'sche Organ (Vomeronasalorgan) eine wichtige Rolle, mit dessen Hilfe chemische Substanzen (z.B. Drüsensekrete) ausgewertet werden können. Der Geruchssinn ist wie auch der Tastsinn bereits bei neugeborenen Katzen entwickelt.

Bienen wiederum benutzen Pheromone (Duftstoffe), um miteinander zu kommunizieren. Mit einem olfaktorischen System auf ihren Fühlern entschlüsseln sie Nachrichten. Die Bienen eines Volkes erkennen einander am Geruch, jeder fremd riechende Eindringling wird sofort aus dem Bienenstock geworfen.

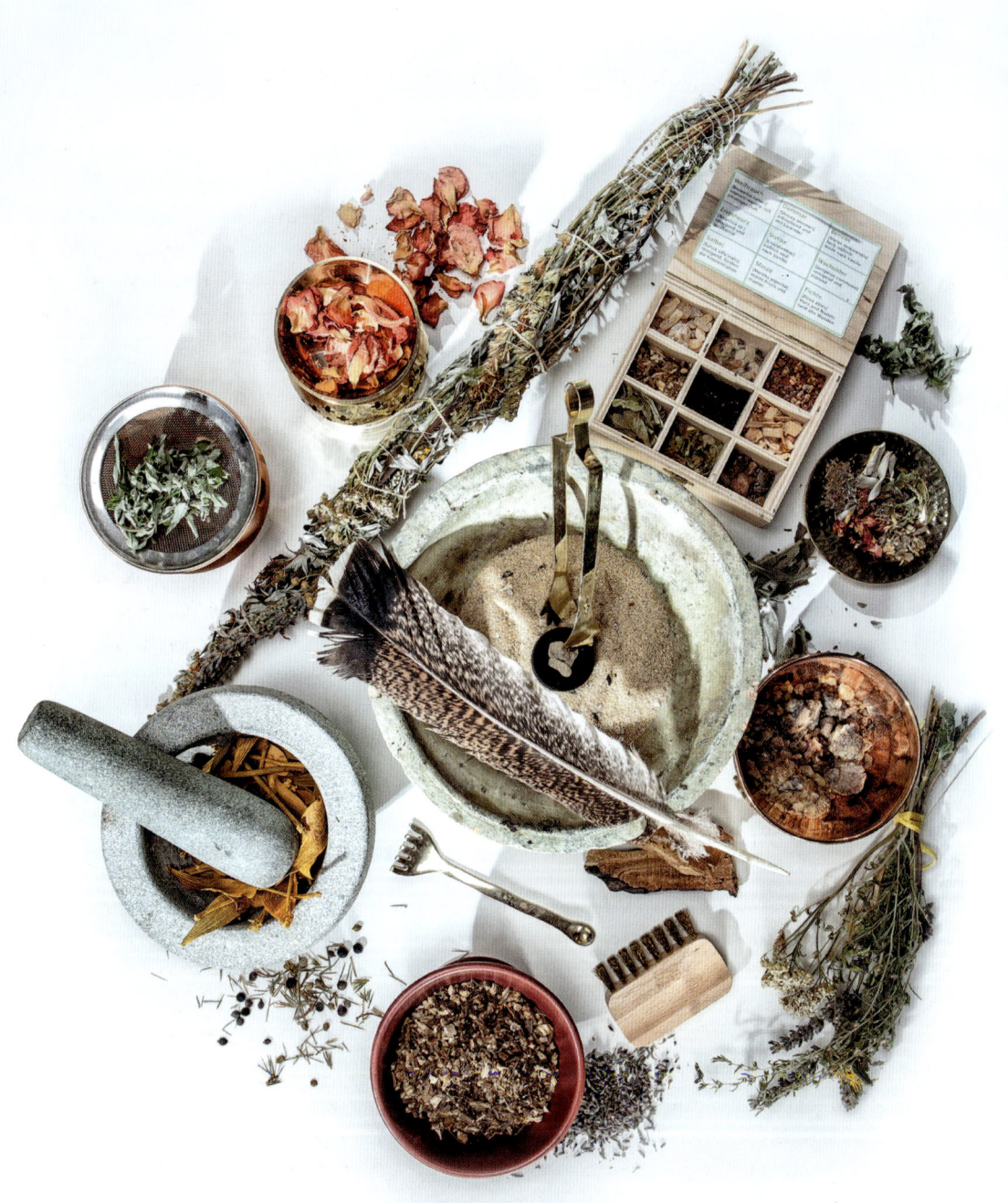

Über das Räuchern

Räuchern ist …
… ein Weg, um Entspannung und Ruhe zu finden.
… die sanfte Art, Schmerzen und Beschwerden zu lindern.
… die Möglichkeit, Selbstheilungskräfte in Gang zu setzen
und damit das Immunsystem zu stärken.
… eine Unterstützung von Heilanwendungen wie beispielsweise von Massagen aller Art

Räuchern bereichert den Alltag in allen Lebenslagen, nicht nur in der Vorweihnachtszeit oder den Rau(ch) nächten. Der Duft, der in den ätherischen Ölen der Kräuter und Harze enthalten ist und durch den Räuchervorgang befreit wird, wirkt direkt auf unsere Emotionen. Er kann entspannen, beruhigen aber auch anregen, reinigen, inspirieren und beim Loslassen helfen.

Die Art, wie wir heute Räucherwerk verwenden, hat ihre Wurzeln in einer Jahrtausende alten Tradition rund um den duftenden Rauch.

Räuchern – eine Zeitreise

Mit dem Feuer kam der Rauch

Kein Rauch ohne Feuer. Doch seit wann wird geräuchert? Und zu welchem Zweck? In der Wissenschaft ist allerdings der früheste Nachweis von Feuergebrauch umstritten. Bei der Verwendung von Feuer durch Menschen müssen wir nämlich zwischen der kurzfristigen Benutzung von natürlichem Feuer, der Unterhaltung von Feuer und dem Entfachen von Feuer unterscheiden, wobei hier der Kontext mit menschlichen Aktivitäten nicht zweifelsfrei möglich ist. Eine auf 1,4 Millionen Jahre datierte Fundstelle bei Chesowanja in Kenia zeigt im Zusammenhang mit Lavawerkzeugen und Tierknochen Hinweise auf mögliche Feuerbenutzung, doch es ist keineswegs auszuschließen, dass es sich um Spuren einer natürlichen Feuerentfachung, z.B. durch einen Blitzschlag, handelt. Der überzeugendste Beweis für Feuergebrauch stammt aus China, wo Homo erectus in den Höhlen von Zhoukoudian dicke Ascheschichten und Holzkohle hinterließ, die auf kontrollierte Feuerstellen über längere Zeiträume hindeuten. Feuer ermöglicht auf jeden Fall, Fressfeinde fernzuhalten. Ein weiterer wichtiger Vorteil des Feuergebrauchs ist im Erhitzen von Nahrung zu sehen, weil möglicherweise enthaltene Giftstoffe und Parasiten unschädlich gemacht werden können. Bislang wurde der Beherrschung des Feuers eine zentrale Rolle bei der Besiedlung Eurasiens zugeschrieben, da der Licht- und Wärmespender Feuer als wichtige Voraussetzung für die Besiedlung gemäßigter Klimazonen gilt. Nur mithilfe von Feuer hätten die Winter mit Temperaturen unter dem Gefrierpunkt überstanden werden können. Nach neuen Untersuchungen aber wurde – von wenigen möglichen Ausnahmen abgesehen – die Beherrschung des Feuers erst spät, vor rund 300.000 bis 400.000 Jahren zum integralen Bestandteil der menschlichen Technik. Somit war Feuer keine notwendige Voraussetzung für die dauerhafte Besiedlung höherer Breitengrade. Erst zur Zeit der Neandertaler und früher moderner Menschen spielte das Feuer eine unverzichtbare Rolle im täglichen Leben. nicht nur für Schutz, Licht und Wärme, sondern auch für die Produktion neuer Materialien wie Kupfer und Eisen.

Das Verräuchern von Harzen und Kräutern aber hängt mit der Entwicklung der alten Hochkulturen eng zusammen. Genutzt wurde das Verräuchern von Naturstoffen einst, um den Duft in den Behausungen zu verbessern und Nahrungsmittel sowie Jagdbeute haltbar zu machen. Daneben verbreiteten sich Räucherrituale zu medizinischen, religiösen, magischen und Weissagungszwecken. Man räucherte, um Kleider und Körper zu parfümieren, und auch Wendepunkte des Lebens wie Hochzeiten, Taufen und Begräbnisse wurden beräuchert.

Bereits 3500 vor Christus wurde **im alten Babylon** zum Fest eines Gottes und für Weissagungen **Weihrauch** verbrannt. Man schickte mit dem Rauch Wünsche und Gebete gen Himmel, eine Art *Duftpost* für die Götter. Neben Salz und Gold waren in der Antike Räucherstoffe ein äußerst wertvolles Handelsgut.

Im alten Ägypten benutzte man den **Weihrauch** nicht nur für spirituelle und kultische Zwecke, sondern auch als Arzneimittel und für die Mumifizierung. Mit dem Rauch sandte man Botschaften an die Götter, kein Wunder, dass Räuchergefäße und Harze als Grabbeigaben der Pharaonen gefunden wurden. Vermutlich sollte der Rauch die Seele ins Jenseits transportieren.

Im antiken Griechenland wurden anfangs heimische Pflanzen wie **Wacholder**, **Zeder** oder **Lorbeer** verbrannt. Harze wie **Weihrauch** und **Myrrhe** kamen etwas später hinzu. Räucherstoffe und das Räuchern spielten zum Beispiel beim Tempelschlaf (griech. *Enkoimesis*) zu Heilzwecken eine Rolle. Hilfesuchende kamen in den Tempel eines Heilgottes oder suchten eine Orakelstätte auf, um dort im Traumschlaf Antworten auf ihre Fragen und Hinweise für eine wirksame Therapie oder auch direkt Heilung zu erfahren, sprich sich dort gesund zu schlafen. Der Heilschlaf war die wichtigste Methode etwa in den Heiligtümern von Asklepios, dem Sohn des Sonnen- und Orakelgottes Apollon. Asklepios galt als Gott der Heilkunst. Auch Hippokrates von Kos wendete *gewürzhafte Rauchwerke* an. Therapeutische Methoden und Anwendungen dieser Zeit waren zum Beispiel *Ptisanen* (Arzneitränke), Salben, Schröpfen, Kompressen, Zäpfchen, Räucherungen etc. Hippokrates scheint Räucherungen vorrangig bei Behandlungen von akuter Angina und Lungenkrankheiten angewendet zu haben. Es waren »gewürzhafte Rauchwerke«, etwa aus **Kalmus, Ingwer, Kardamom** oder wohlriechenden Hölzern.

Die alten Römer verbrauchten Räucherwerk in großem Stil. Es wurde in Opferzeremonien und zu Ehren der Götter, zu allen öffentlichen und privaten Feierlichkeiten geräuchert. Römische Kaiser ließen sich als *Herr und Gott* verehren und bestimmten per Gesetz, dass vor ihren Bildern regelmäßig ein Rauchopfer dargebracht werden sollte. *Per fumum* (durch den Rauch) wurden Bitten und Wünsche zu den Gottheiten geschickt. Nicht zuletzt diente das Verräuchern von Weihrauch bei diversen Festen dazu, den Kloakengestank zu vertreiben.

Die Kelten brachten auf ihren Hausaltären unterschiedliche Gaben und Rauchopfer für Götter, Ahnen und Naturgeister dar. Die Siedlungen hatten meist in ihrem Zentrum eine Feuerstelle, an der zu rituellen Anlässen heimische Pflanzen verbrannt und verräuchert wurden. Die wichtigste Ritualpflanze war das **Bilsenkraut**, auch **Hexenkraut** genannt. Es ist nach dem keltischen Orakelgott Belenos benannt und wurde von den Veleden (Seherinnen) als prophetische Pflanze verräuchert und von den Druiden genutzt, um mit den Naturgeistern in Kontakt zu treten. Bis in die Neuzeit hielt sich die Tradition, das Hexenkraut in den Raunächten zur Abwehr böser Geister und Verwünschungen zu verräuchern.

Die Keltenpriester oder Druiden, verehrten die **Eiche** und die **Mistel**, die auf ihr wuchs. Die Eichenmistel galt als die heiligste aller Pflanzen und wurde vielseitig verarbeitet. Verräuchert soll die Pflanze negative Schwingung in lichte, höhere Energie verwandeln. Sie soll aber auch das Nervensystem beruhigen und wunderbare Träume bescheren.

Mit der *Christianisierung* wurden kultische Räucherungen von Kelten und Germanen als heidnisch angesehen und verboten oder teilweise in christlicher Weise umgedeutet. Das gottesdienstliche Räuchern der Christen ist nicht nur von den Heiden entlehnt, man könnte den Ursprung dieses Rituals schon aus folgender Bibelstelle herauslesen:

»Nimm dir feine Duftstoffe, zu gleichen Teilen Stakteharz, Räucherklaue und Galbanum, andere Riechkräuter und reinen Weihrauch, füge etwas Salz hinzu und bereite daraus nach Salbenmischerart das reine und heilige Weihrauchopfer.« (2. Mose 30, 34+35)

Einige der keltisch-germanischen Rituale leben vor allem in Nordeuropa und auch im ländlichen Raum in unseren Breiten bis heute weiter. Man denke an die Raunächte zwischen Weihnachten und dem Dreikönigstag. In dieser Zeit seien die Tore zur Anderswelt geöffnet, hieß es. Mit der Räucherpfanne zog und zieht der Bauer durch Stall und Haus, um Mensch und Tier vor bösen Mächten und Krankheit zu schützen. Man warf anno dazumal auch geweihte Kräuterbüschel in die Glut und sprach dem aromatischen Duft reinigende und segnende Wirkung für Haus und Bewohner zu.

Aus der Räucherpraxis

Je nach Vorliebe, Thema, Jahreszeit, Räucherwerk und Ritual kann man unterschiedlich räuchern. Man nehme eine feuerfeste Schale mit Sand, drücke zum Beispiel trockene Blätter des Weißen Salbeis zu einem Bällchen zusammen, lege sie auf den Sand, zünde sie an und fächle Luft zu – flugs steigt eine Duftwolke auf, die wohltut und die Raumluft reinigt. Doch auch andere Räucherwege führen zum angestrebten Ziel. Ich selbst wähle meine Räucherart je nach Thema und Stimmung.

Experimentierfreude und Geduld schaden beim Räuchern nicht. Es bedarf einiger Praxis, bis man das Gespür dafür entwickelt, mit welcher Temperatur man Harze oder Blüten räuchert. Die Temperatur sinkt, wenn man zwischen die glühende Kohle und das Räucherwerk etwas Sand streut. Außerdem sind die Vorlieben der Nasen unterschiedlich: Die eine liebt den Duft intensiver, der andere zarter. Und natürlich hängt die optimale Temperatur auch von den Räucherstoffen ab. Mit einer Feder lässt sich der aromatische Rauch gleichmäßig im Raum verteilen. Die verglühten Räucherstoffe mit dem Löffel oder einer Zange entfernen, bevor sie verkohlen und mehr stinken als riechen …

Tipp: Geben Sie sich dem Erleben beim Aufsteigen des Rauches bzw. Duftes hin und genießen Sie die Botschaft des Aromas, das reinigend, harmonisierend, entstressend und vieles mehr sein kann. Auf ruhige Atmosphäre im Raum und gute Belüftung achten.

Räucherkerzen (Räucherkegel)

Räucherkerzen gehen in Europa, insbesondere in Deutschland, auf die Verwendung von Weihrauch in der kirchlichen Tradition zurück. Im Erzgebirge etwa verräuchert man die **Weihrichkarzl**, um Räume zu beduften. Der Duft der Kegel ist intensiver als jener von Räucherstäbchen. Immer werden dabei die Kegel an der Spitze angezündet und auf einer feuerfesten Unterlage verbrannt.

Selbstgemacht

Grundsätzlich können Räucherkerzen aus natürlichen Materialien wie Kräutern, Hölzern oder Harzen selbst hergestellt werden. Mischt man Harze und Pflanzen, soll die Menge der Kräuter mindestens doppelt so groß sein wie jene der Harze. Die Zutaten vorher am besten in einem Mörser zerstampfen. Als Bindemittel kann man Wasser, Kartoffelmehl und eventuell ein wenig Zucker

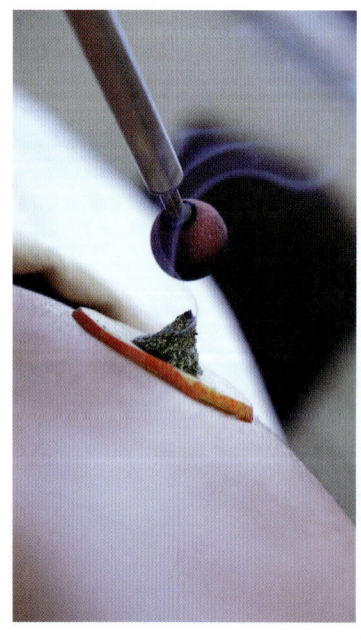

verwenden: Mehl und Wasser in einem Kochtopf erhitzen und klumpenfrei verrühren. Unter ständigem Rühren eindicken, zum Schluss noch den Zucker unterrühren und die Masse abkühlen lassen. Den Kleister mit der Kräuter- und Harzmischung vermengen, einen Kegel formen und diesen gut austrocknen lassen.

Selbst hergestellte Kräuterkerzen, -kegel oder -hütchen wenden Therapeuten im 1. Zentrum für Traditionelle Europäische Medizin in Bad Kreuzen nach dem Vitalitätsrezept der Klostermedizin wie folgt an: Glimmende Kräuterhütchen werden auf Reflexpunkte des Körpers aufgesetzt und verbreiten dort wohlige Wärme. Dies bedeutet einen energetischen Kick, der vor allem stimulierend auf das Immunsystem wirkt.

Weihrauchbrenner (Räucherstövchen)

Wer nicht mag, dass es allzu stark raucht und eventuell nach verbrannter Kohle riecht, kann für das Raumräuchern einen Weihrauchbrenner, auch Räucherstövchen genannt, verwenden. Er funktioniert ähnlich wie eine Duftlampe. Man zündet das Teelicht an und gibt die Kräuter oder Harze direkt auf das Edelstahlsieb über dem Stövchen.

Tipp: Sie können auf das Edelstahlsieb ein ausgebranntes Teelicht stellen und die Kräuter dort hineinlegen oder das Räucherwerk auch auf Alufolie auf das Gitter legen, was zwei Vorteile hat: Die Duftentfaltung ist um eine Spur dezenter und das Gitter verklebt durch die Harze nicht.

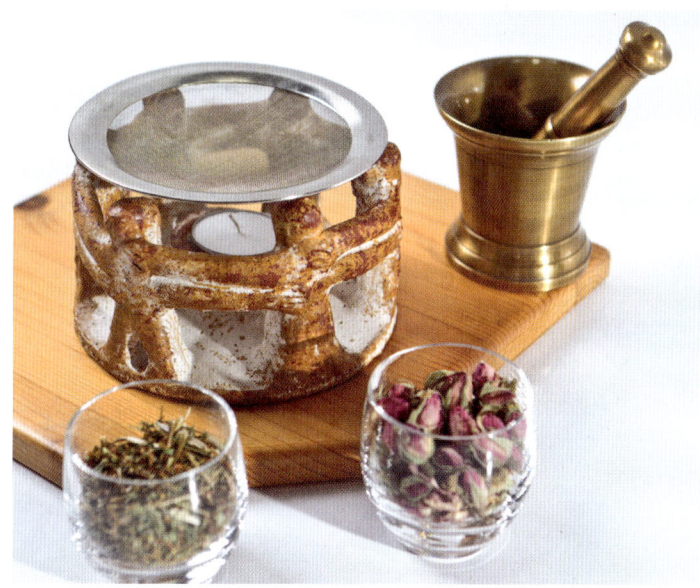

Räucherkohle

Für das persönliche Räucherritual braucht man nur wenige Utensilien: Kohle, ein Räuchergefäß (Pfanne, feuerfester Topf oder Schale) sowie eine Feder, einen Mörser, Sand, eine Holzkohlenzange und Weihrauchbesteck oder einen Löffel.

Die Räucherzutaten verkörpern alle vier Elemente:
– Der Sand symbolisiert das Element Wasser,
– die glühende Kohle das Feuer,
– der Rauch die Luft,
– die Räuchersubstanz die Erde.

Bis in die Neuzeit hinein sprach man in Europa von fünf Elementen: von Wasser, Feuer, Luft, Erde und dem feinstofflichen Äther (= der Quintessenz). Diese Elemente finden sich nicht nur in der TEM, sondern auch als naturphilosophische Grundlage der Traditionellen Chinesischen Medizin (TCM) sowie des altindischen Ayurveda.

Und so wird's gemacht

1 Den Sand gibt man in das Gefäß; er sollte aus dem Meer oder einem Fluss kommen und nicht chemisch behandelt sein. Er sorgt dafür, dass das Gefäß nicht überhitzt und verschmutzt wird.

2 Mit der Zange nimmt man die Räucherkohle und hält sie mit der scharfen Oberkante direkt in die Flamme einer Kerze oder eines Feuerzeugs. Ich bevorzuge die Holzkohletabletten mit Selbstzünder, weil ich es gerne zweckmäßig und einfach habe. Ich weiß, dass die mit selbstzündendem Salpeter getränkte Räucherkohle als ungesund diskutiert wird. Ich denke aber, wie bei so vielem, macht auch hier die Dosis das Gift. Die angezündete Kohle zuerst senkrecht in den Sand stellen, später hinlegen, damit die Glut sich vollends ausbreiten kann. Wenn die Kohle durchgängig glüht und eine graue Farbe angenommen hat, legt man die zuvor im Mörser zerkleinerten Kräuter und Harze darauf.

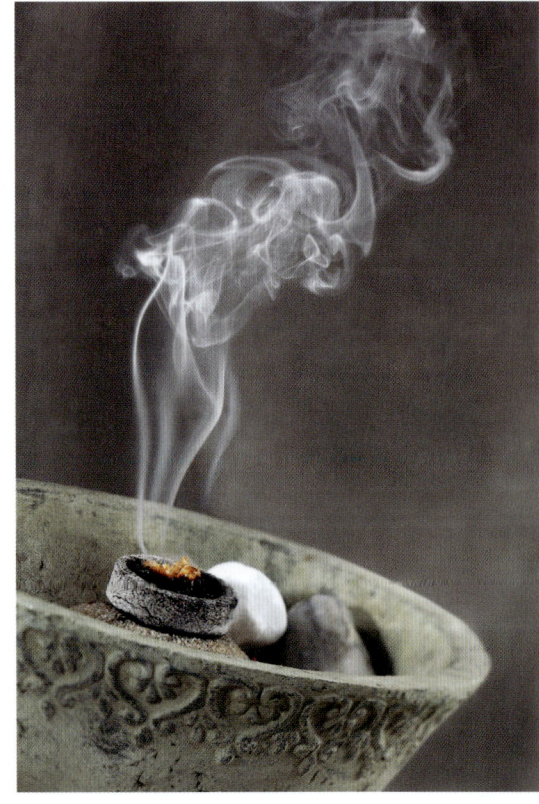

Zunder als Kohlenersatz

Als Kohlenersatz für sanfte Räucherungen eignet sich der Zunder, weil er nicht ganz so heiß wird wie die Kohle. Er wird aus dem Zunderschwamm, einer Pilzart, die auf geschwächten Bäumen wächst, gewonnen. Zunder war das Feuerzeug unserer Ahnen. Kein Wunder, dass Ötzi, die Eismumie aus der Jungsteinzeit, die 1991 im Similaun-Gletscher gefunden wurde, in seiner Gürteltasche Zunder und Spuren von Pyrit mittrug. Apotheken verkauften Zunder als Wundschwamm bis ins 19. Jahrhundert als blutstillende Wundauflage.

→ **Vorsicht**

Räuchergefäße, glühende Kohlen und brennende Kerzen nicht unbeaufsichtigt lassen und bedenken, dass die Kohle einige Zeit nachglühen kann. Sparsam dosieren und dafür sorgen, dass Kinder und Tiere dem Feuer fernbleiben.

Tipp: Schneiden Sie den Zunder in Scheiben auf und kochen Sie diese in Wasser oder legen Sie die Stücke in eine Salpeterlösung. Danach Scheiben abtrocknen und mit einem Fleischklopfer weich klopfen. Über mehrere Tage an einem luftigen und warmen Ort trocknen lassen.

Räucherbuschen

Rund um die Sommersonnenwende (21. Juni) und den Johannistag (24. Juni) schwärmen Wildkräutersammler und Heilkräuterkundige aus, um die sogenannten Johanniskräuter für den Kräuterbuschen, der am 15. August zu Mariä Himmelfahrt geweiht wird, zu sammeln. Der Johannistag gilt als *Tag der Heilkräfte*: Heilpflanzen, die man an diesem Tag sammelt, sollen besonders intensiv wirken. Zu den Johanniskräutern zählen neben dem **Johanniskraut** zum Beispiel **Margerite, Arnika, Bärlapp, Beifuß, Eisenkraut, Kamille, Königskerze** und **Ringelblume**.

Einst war es Brauch, mit einem Gürtel aus Beifuß um das Johannisfeuer zu tanzen, ihn dann ins Feuer zu werfen, um symbolisch für das nächste Jahr vor allen Krankheiten geschützt zu sein.

Vom Binden bis zur Weihe am Großen Frauentag

Alle bis zum 15. August gesammelten Kräuter werden einige Tage davor zum Kräuter- oder Räucherbuschen gebunden. Die Zeit vom 15. August, dem Großen Frauentag, wie Mariä Himmelfahrt auch genannt wird, bis zum 8. September, Mariä Geburt, nennt man Frauendreißiger, die wichtigste Kräutersammelzeit des Jahres. Wie bei den oben genannten Johanniskräutern übertreffen Heilpflanzen, die während dieser Zeitspanne gesammelt werden, alle anderen Kräuter an Kraft.

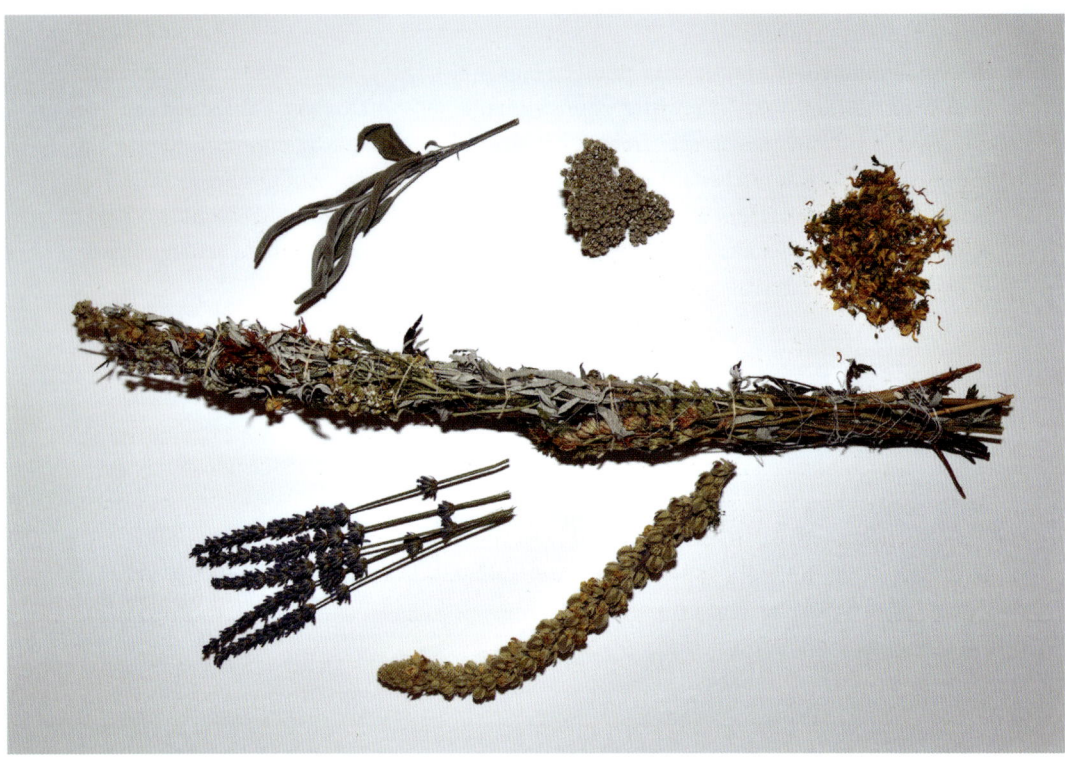

Zum Binden des Kräuterbuschens verwendet man Baumwoll- oder Hanffäden. Man umwickelt die Kräuter, damit das Bündel später beim Verglimmen gut zusammenhält. Am besten bindet man zu zweit: Einer ordnet und hält die Kräuter, der andere bindet. Die **Königskerze** bildet die Mitte, rundum zurrt man alle anderen Heilpflanzen fest. Der Buschen muss auf jeden Fall eine heilige oder magische Zahl an Kräutern enthaten: 7, 9, 12, 15 oder 19. Es gab auch Buschen mit 77 verschiedenen Kräutern. Der 9er-Buschen besteht etwa aus **Johanniskraut, Schafgarbe, Baldrian, Arnika, Königskerze, Kamille, Wermut, Pfefferminze** und **Tausendgüldenkraut**. Je nach Gegend variierten die Kräuter der Buschen.

Tipp: Alle paar Zentimeter einen Knopf in den Bindfaden machen, sonst geht der Räucherbuschen auf wie ein Fächer.

Schutz gegen Krankheit und bei Unwetter

Laut Volksbrauch wurde der Buschen früher nach der Weihe mit den Blüten nach unten im Herrgottswinkel der Bauernstube zum Trocknen aufgehängt und sollte vor Gewitter und Krankheit schützen. Seine Kräuter galten als Hausapotheke und wurden bei Bedarf abgezupft: Bei schweren Gewittern wurden einige geweihte Kräuter ins offene Feuer geworfen, um Blitze und Unwetter abzuwehren; wenn das Vieh krank war, wurden geweihte Kräuter ins Futter gemischt; bei kranken Menschen verarbeitete man die Kräuter zu Tee oder mischte sie mit **Weihrauch** und verräucherte sie.

Tipp: Persönlich verwende ich die Räucherbuschen sehr gerne für Reinigungsrituale: Man kann Menschen ab- und Räume ausräuchern. Den Buschen an einer Kerzenflamme anzünden; ich wedle langsam mit ihm, damit er gut glimmt. Eine Tonschale mit Sand halte ich darunter und fange das verglimmte Pflanzenmaterial darin auf. Ich verwende den Buschen auch gerne bei Räucherritualen in der Natur. Am Ende tupfe ich ihn im Sand der Schale aus, bis er gelöscht ist. Den Buschen kann man mehrmals verwenden.

Räuchertraditionen im Jahreskreis

Traditionelle Räucherrituale und -bräuche sind bei uns vor allem im ländlichen Raum und in den Alpenlandschaften lebendig. Die Rückbesinnung auf den (Heil)schatz der Natur hat seit den 1980er-Jahren auch dem Räuchern zu neuer Aufmerksamkeit und Wertigkeit verholfen. Man räuchert heute im Jahreskreis und aus persönlicher Motivation. Die Kraft der Pflanze und die menschliche Absicht vereinen sich in den Rauchzeichen. Mit dem Verräuchern heimischer Pflanzen, Rinden und Harze kann jeder reinigen, schützen, heilen, harmonisieren, segnen oder orakeln. Ich wage zu behaupten, dass jedem Räucherritual ein sinnlicher Zauber innewohnt – der tatsächlich hilft, den Alltag hinter sich zu lassen, beim Blick in Glut und Rauch zur Ruhe zu kommen, tief durchzuatmen, sich geborgen zu fühlen und sich zu erden.

Das Räuchern zu den Jahreskreisfesten ist in unserer Kultur eine uralte Tradition. Kelten, Germanen und Christen hatten ihre Feste im Kreislauf der Natur – zum Wechsel der Jahreszeiten im Lauf des Mondes und der Sonne wurde rituell geräuchert. Auch die Säftelehre der Traditionellen Europäischen Medizin steht in Bezug zu den Jahreszeiten: Der Winter wird dem phlegmatischen Prinzip, das Frühjahr dem sanguinischen, der Sommer dem cholerischen und der Herbst dem melancholischen Prinzip zugeordnet.

Die Tradition der Jahreskreisfeste lebt im Alpenraum noch heute, darüber hinaus räuchert man je nach Lust, Stimmung, Befinden und um sich eine erholsame Auszeit vom Alltag zu nehmen.

Ein Jahreskreisfest, das ich selbst sehr schätze, ist **Samhain/Allerheiligen.** Ein Tag, um innezuhalten, zurück zu schauen und Vergangenes wertzuschätzen, aber auch Zeit, um zu spüren, wo es künftig hingehen soll. Jahreskreisfeste geben den Menschen seit Jahrhunderten Sicherheit, sie ehren die Besonderheit der Natur. Man nutzt diese Tage, um Mensch, Tier, Haus und Hof durch das Räuchern zu segnen, vor Unheil und Krankheit zu bewahren.

Ich führe zu jedem Jahreskreisfest Kräuter an, die von ihrer Wirkung und Signatur zum jeweiligen Sinn des Festes passen. Jeder kann die Pflanzen nach seiner Intuition kombinieren oder auch als Einzelkraut räuchern.

21./22. Juni:
Litha – Sommersonnenwende

Der Höhepunkt des Lichtes mit dem längsten Tag und der kürzesten Nacht ist erreicht, es dreht sich alles um Reichtum und Fülle in der Natur. Das Fest Litha ist ein Fest des Dankes und Überflusses inmitten der schönsten Zeit des Jahres. Ursprünglich feierte man den offiziellen Beginn des Sommers 12 Tage lang, man glaubte, der Anderswelt in dieser mystischen Zeit besonders nah zu sein. Die Sommersonnenwende wird auch Mittsommer oder Johanniszeit genannt. Mit Johannisfeuern begeht man den längsten Tag. Kräuter werden geerntet und zu heilkräftigen Kräuterbuschen gebunden.

Mein Räuchertipp: Bärlapp (Hexenmehl), Beifuß, Engelwurzwurzel, Johanniskraut, Mariengras, Rose, Thymian und Weihrauch.

1./2. August:
Lugnasad – Mariä Himmelfahrt

Zum Lugnasad-Fest (= Schnittfest) werden die Tage bereits wieder kürzer, Anfang August beginnt der Erntemonat, auch Schnittfest genannt. Das Getreide ist reif, wird geschnitten und das erste frische Brot gebacken. Es ist Zeit, vielleicht auch im Leben einen bewussten Schnitt zu setzen, alte Muster abzuschneiden, Zeit des Loslassens. Kräuterbüschel werden für die Weihe am 15. August zu Mariä Himmelfahrt gesammelt. Die Buschen bestehen traditionell aus 7, 9, 12, 14, 24, 72 oder 99 Kräutern. Zahlen, denen christliche und mythische Bedeutung zugeschrieben wird. Die klassischen Kräuter, die man dabei verwendet, sind – je nach Region – **Johanniskraut, Wermut, Beifuß, Rainfarn, Schafgarbe, Königskerze, Kamille, Thymian, Baldrian, Eisenkraut**. Die Büscherl werden nach der Weihe im Haus als Schutz für Mensch und Tier aufgehängt. Es heißt, dass diese gesegneten Kräuter als Tee eine besondere Heilwirkung haben. Den Tieren werden sie zum Futter gemischt, um sie gesund und kräftig zu halten. Zum Räuchern wurden die Kräuterbuschen ein ganzes Jahr über verwendet. In den Raunächten sollen sie besonders starke Wirkung zeigen und heilkräftig sein. In alten Weihegebeten bat man Gott um seinen Segen für Kräuter und Blumen mit der Bitte: »Wer immer, Mensch oder Tier, vom geweihten Heilkraut genommen, dem möge es helfen, vom Siechtum, rätselhaftem Übel, von der Seuche und vom Weh.«

Mein Räuchertipp: Alant, Dost, Königskerze und Schafgarbe

20.– 23. September:
Mabon – Herbst-Tag-und-Nacht-Gleiche

Der Sommer geht zu Ende und die dunkle Jahreszeit steht vor der Tür. Wir feiern den Herbstbeginn, die Tag-und-Nacht-Gleiche, die sich zweimal im Jahr wiederholt. Traditionell wird auch das Erntedankfest zu Beginn des Herbstes gefeiert. Es ist eine Feier der Fülle, der Farben und der Fröhlichkeit. In einer feierlichen Prozession zur Kirche werden eine kunstvoll gebundene Erntekrone und Erntegaben wie Brot, Eier, Honig, Wein, Blumen, Feld- und Gartenfrüchte mitgeführt und gesegnet. Nun kehrt langsam Stille und Ruhe ein, eine Zeit der Dankbarkeit und der Regeneration folgt. Es ist nun auch Zeit für persönliche Einkehr und um Danke zu sagen für alles, was man in diesem Jahr ernten durfte.

Mein Räuchertipp: Hafer, Johanniskraut, Lärchenharz, Lavendel, Rose

31. Okt./1. November:
Samhain – Allerheiligen

Samhain ist ein Fest des Abschieds von der Sonne und ein Fest, bei dem der verstorbenen Freunde, Verwandten und Ahnen gedacht wird. Gleichzeitig ist es das dritte und letzte Erntedankfest des Jahres. Samhain war das keltische Silvester und ist der Beginn der sogenannten Jahresnacht, die ins neue Jahr hinüberbegleitet. Diese Nacht steht zwischen dem Alten und dem Neuen. Wieder eine Zeit zum symbolischen Abschließen, Loslassen, Danken, Neubeginnen. Die Christen gedenken ihrer verstorbenen Liebsten, obwohl zu Allerheiligen ursprünglich aller Heiligen und Märtyrer gedacht wurde. Für mich ist Samhain ein Tag, an dem ich mich zurückziehe und mir, begleitet von Räucherritualen, folgende Fragen stelle: »Wie ist das Jahr gelaufen?« – »Was kann ich loslassen, was brauche ich nicht mehr?« – »Mit welchen Verstorbenen ist noch eine Aussprache offen?« – »Wie schöpfe ich Kraft in dunklen Zeiten?« Für dieses Ritual mische ich eine ganz persönliche Räuchermischung, die ich immer wieder im Winter an kalten, nassen Tagen verwende, wenn ich nicht in die Natur hinauskann. Sie hellt meine Stimmung auf. An solch dunklen Tagen kommt es schon vor, dass ich melancholisch werde. Da brauche ich ein bisschen Balsam für meine Seele. Dazu gebe ich die Wintermischung auf meinen Weihrauchbrenner (Räucherstövchen) und trinke Tee.

Mein Räuchertipp: Beifuß, Eibe, Engelwurz, Fichtenharz, Eisenkraut, Holunderblüten, Wacholder

20./21. Dezember:
Julfest – Wintersonnenwende

Im Kreise der Jahreszeitenfeste ist das Julfest eines der wichtigsten überhaupt. Am 21. Dezember feiern wir die Wintersonnenwende, wo die Sonne den tiefsten Punkt ihrer Jahresbahn erreicht und uns die längste Nacht mit dem kürzesten Tag beschert. Unsere Ahnen feierten in dieser Nacht den Sieg des Lichts über das Dunkel. Rückzug, Stille, Dunkelheit und Tod waren die Themen an diesem Tag, ab nun wendet sich der Mensch wieder dem Licht, dem Neubeginn, der Hoffnung und der Fruchtbarkeit zu.

Oft sind es Sonnenpflanzen, die Seele und Geist aufhellen, unseren Körper wärmen. Die Räucherungen begannen immer im Viehstall, weil das Vieh einst das Wertvollste für die Bauern war. Danach wurde von unten nach oben das Haus geräuchert.

Mein Räuchertipp: Alant, Angelikawurz, Fichten- und Tannenharz, Johanniskraut und Wacholder

25. Dezember bis 6. Januar:
Die Raunächte

Unsere Vorfahren glaubten, dass das Tor zur Anderswelt offen sei, die Wilde Jagd Wotans über den Himmel rast und Geisterwesen um die Häuser ziehen. Man räuchert noch heute Haus, Hof und Stallungen zum Schutz. Wichtige Bestandteile der Räucherungen waren früher neben Harzen auch immergrüne Pflanzen wie Kiefer oder Tanne. In den Raunächten wird bei uns heute noch am häufigsten geräuchert. Die Raunächte sind auch eine Schwellenzeit zwischen altem und neuem Jahr, vergleichbar mit dem Wechsel von Tag zu Nacht. Es ist die Zeit des Innehaltens, Abschließens und Beginns. All das unterstützt ein Räucherritual.

Mir ist es ein Anliegen, dass niemand am **Heiligen Abend** schnell einmal zwischen dem Festtagsbraten und der Christmette mit Weihrauch und Myrrhe durch das Haus läuft – nur um der Tradition Genüge zu tun. Das Ritual soll mit Ruhe, Achtsamkeit und Aufmerksamkeit durchgeführt werden.

Als Beispiel darf ich für eine Familienfeier mit Weihnachtssegen folgende Art des Durchführens vorschlagen: Die Familie versammelt sich, ein Erwachsener legt die glühende Kohle in ein feuerfestes Gefäß (z.B. Räucherpfanne) und streut einige Körner Weihrauch darauf. Das Körnerstreuen können auch Kinder übernehmen. Sobald es zu duften beginnt, betet ein Familienmitglied den Segen: »Im Namen des Vaters und des Sohnes und des Heiligen Geistes. Amen. Guter Gott, wir danken dir, dass wir ein Dach über dem Kopf haben. Segne unser Heim und verbanne alles Böse aus unserer Mitte.

Schenke uns deinen Heiligen Geist, damit wir in Frieden miteinander leben können, wie es uns dein Sohn Jesus Christus vorgelebt hat. Durch ihn bitten wir dich voll Vertrauen heute und alle Tage unseres Lebens. Amen.« Dann wird das duftende Rauchgefäß durch die Räume getragen. Alle gehen mit, ob schweigend, betend oder Weihnachtslieder singend. Das Vaterunser schließt das Segnungsritual ab.

Mein Räuchertipp: Beifuß, Lorbeer, Meisterwurz, Mistel, Schafgarbe

Der **Dreikönigstag (6. Januar)** beschließt die Raunächte. Am Vorabend ist es Brauch, durch die Räume zu gehen, mit Weihrauch zu segnen und auf die Türen mit Kreide den Haussegen – den auch die Sternsinger bringen – zu schreiben: C+M+B, umrahmt von der Jahreszahl (z. B. 20 C+M+B 17).

Mein Räuchertipp: Fichtenharz, Mariengras, Myrrhe, Rose, Tannenharz und Weihrauch

1./2. Februar
Imbolc - Lichtmess

Der Monat Februar steht im Lateinischen für das Reinigen. Ab dem 2. Februar erwacht die Natur aus dem Winterschlaf, Maria Lichtmess weckt die Lebensgeister. Die Frage, die ich nun stelle und mit dem Räuchern unterstütze, lautet: »Wo möchte ich mein Licht zum Strahlen bringen?« In keltischer Zeit wurde um diese Zeit das Fest des Imbolc gefeiert, um die Winterstarre zu vertreiben. Im christlichen Sinne ist Lichtmess ein Marienfest – Maria Reinigung – an dem das Licht der Kerze geweiht wird. Die innere wie die äußere Reinigung, das Aufräumen, um für Neues Platz zu schaffen, ist das zentrale Thema in diesen Tagen. Es wird Zeit, den Körper zu entgiften, den Vitamin- und Mineralstoffspeicher aufzufüllen.

Lichtmess ist der ideale Zeitpunkt, um Haus, Hof und Wohnung mit Rauch zu reinigen und zu segnen. Um die Reinigung zu forcieren, kann man vor dem Räuchern schon alle unangenehmen Themen, die man loswerden will, auf einen Zettel schreiben. Nach dem Räuchern verbrennt man den Zettel in der Räucherpfanne und die Themen werden ins Licht verabschiedet.

Mein Räuchertipp: Alant, Beifuß, Engelwurzwurzel, Fichtenharz, Lavendel, Quendel, Salbei, Wacholder

20. –23. März
Ostara – Frühlings-Tag-und-Nacht-Gleiche

Im keltischen Jahreskreis wird das letzte Fest im dunklen Halbjahr nach der Frühlings-
göttin Ostara benannt. Ein mächtiger Energieschub drängt aus der Erde hinauf zum
Licht, die Säfte steigen in den Pflanzen hoch, in uns Menschen erwacht die Lebenskraft
neu. Es ist Zeit, hinaus in die Natur zu gehen und Körper, Geist und Seele mit Licht zu
stärken.

Ein weiterer Brauch ist der Palmbuschen, der am **Palmsonntag** geweiht wird und
Haus und Hof vor Unglück schützt. Man verräuchert im Sommer dessen Reste, um dro-
hende Unwetter abzuwenden.

Am ersten Sonntag nach dem Frühlingsvollmond feiern wir **Ostern**, das bedeutendste
christliche Fest. »Mit dem Tod endet das Leben nicht, wir werden mit Gott auferstehen
zu neuem Leben« – so die Osterbotschaft. Am Ostersonntag werden Eier, Brot, Schin-
ken und Salz mit Weihrauch geweiht. Brauch ist es, zu Ostern Haus und Hof mit einer
Räucherung zu reinigen. Das heutige christliche Osterfeuer geht auf das heidnische
Frühlingsfeuer zurück, das die Winterdämonen vertrieb und den Frühling begrüßte.

Mein Räuchertipp: Alant, Beifuß, Engelwurzwurzel, Thymian, Lavendel, Quendel, Rose,
Weihrauch

30. April/1. Mai
Beltane – Walpurgisnacht

Die Kelten hießen zu Beltane die Sonne willkommen. Man saß im Freien, feierte ein
Fest der Sinnlichkeit, Freude und Ekstase. Die Natur steht in vollem Saft, die Wiesen
erblühen. In unserem Sprachgebrauch wurde aus Beltane die Walpurgisnacht, benannt
nach der heiligen Walburga, die im 8. Jahrhundert als Äbtissin dem Doppelkloster von
Heidenheim in Franken vorstand. Es werden große Feuer entfacht, Paare springen über
das Feuer oder laufen über glühende Kohlen, um ihre Verbindung zu besiegeln. Es ist eine
unbeschwerte Zeit zum Feiern und der Freude!

Mein Räuchertipp: Bilsenkraut, Hanf, Mädesüß, Muskatellersalbei, Mohn, Rose

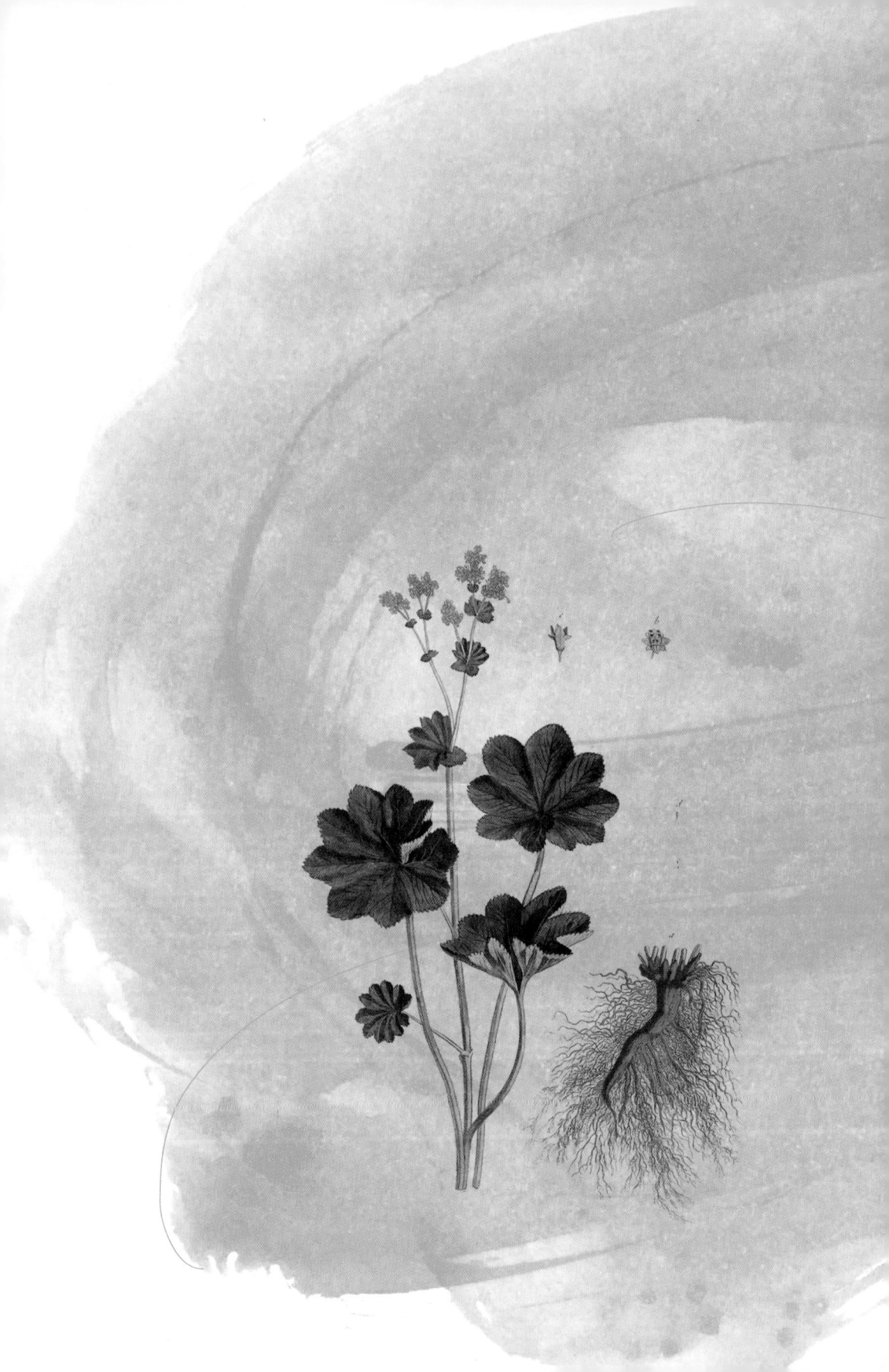

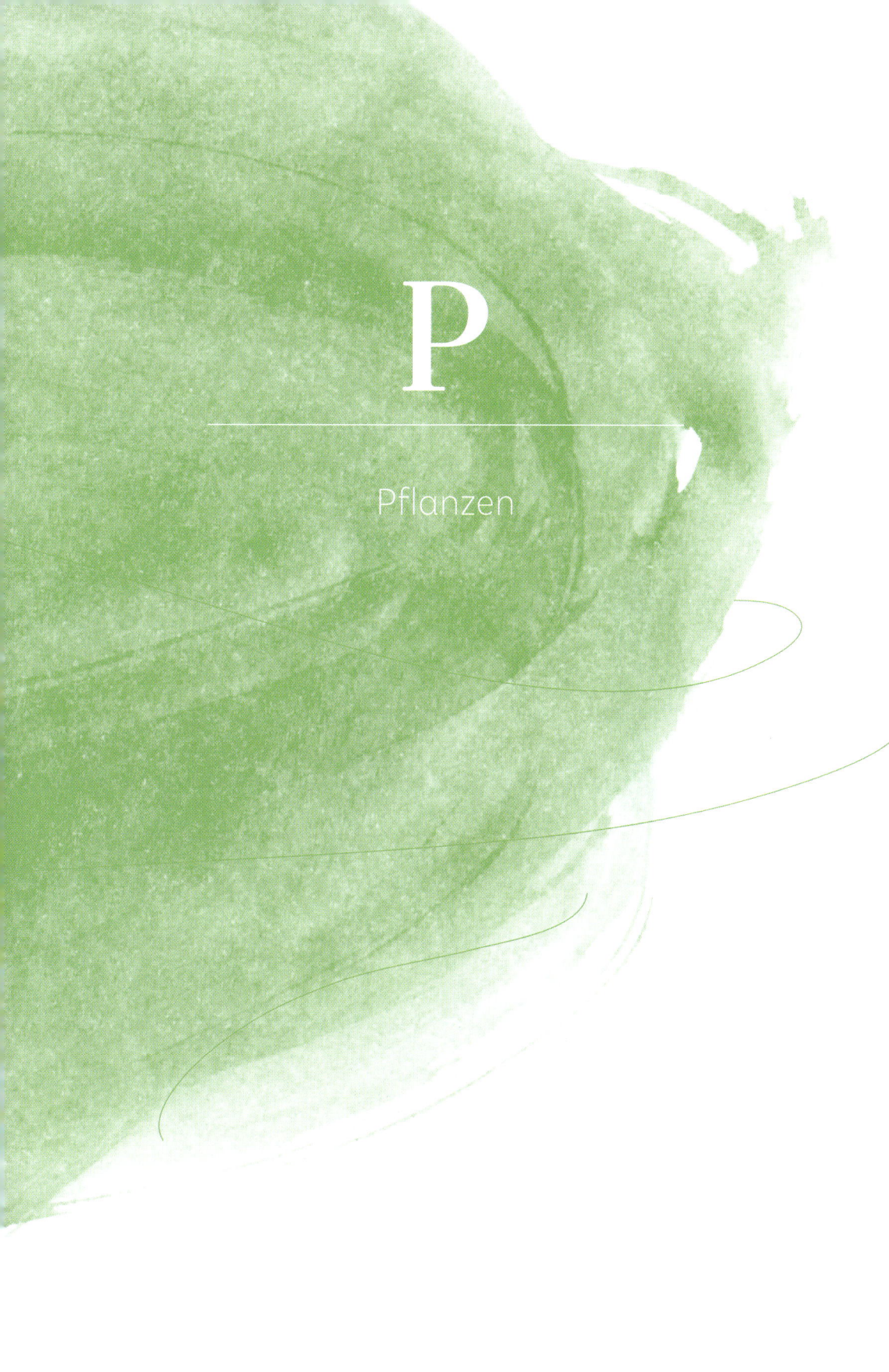

P

Pflanzen

Alant

(Inula helenium)

☾ **Standort:** Wächst im lichten Wald

∿ **Duft:** Balsamisch, wärmend, mit einem veilchenartigen Duft

△ **Qualität:** Warm und trocken

⊙ **Organzuordnung:** Lunge, Leber, Magen, Milz

◊ **Säftebezug:** Vertreibt Feuchtigkeit, erwärmt und leitet kaltes Phlegma aus

Wirkung auf geistiger und emotionaler Ebene: Wirkt antidepressiv, reinigend, antibakteriell, schleimlösend. Hilft, Melancholie und Niedergeschlagenheit zu vertreiben und in schwierigen Lebensphasen Entscheidungen zu treffen. Alant gehört zu den Zauberkräutern. In der dunklen Jahreszeit ist eine Schutzräucherung mit Alant besonders wohltuend, weil die Wurzel ihre gespeicherte Sonnenkraft entfaltet, harmonisiert und entspannt. So kann man dem Winterblues wohlriechend zu Leibe rücken.

Wirkung auf körperlicher Ebene: Lindert Beschwerden im Verdauungsbereich und hilft bei Husten und Bronchitis.

Räucherwerk: Verwendet wird die Wurzel der Pflanze, die im späten Herbst oder zeitigen Frühjahr ausgegraben, in Scheiben oder der Länge nach geschnitten und getrocknet wird. Alantwurzeln riechen getrocknet nach Weihrauch mit kampferartigem Beigeschmack. Vor dem Anzünden im Mörser zerkleinern. Der Alant eignet sich gut zum Mischen mit Salbei, Eisenkraut, Johanniskraut und Holunder.

Traditionelle Nutzung

Der botanische Name *Inula helenium* leitet sich vom griechischen Wort »helios« (Sonne) ab. Und goldgelb wie die Sonne sind die Blüten. Der Sage nach ist die Pflanze eng mit der schönen Helena verbunden, so wird sie im Volksmund auch Helenenkraut genannt, aber auch Altwurz, Darmwurz, Weihrauchwurz, Edelharzwurz, Gottesauge oder Heilwurz. Seit jeher galt Alant als wichtige Heil- und Gewürzpflanze, aber auch als Zauberkraut. In früheren Zeiten haben die Heilkräfte der **Alantwurzel** die Menschen gesund über den Winter gebracht. Man nutzte Alant als **Tee, Tinktur, Salbe, Wein, Kräuterlikör** oder **Räuchermittel**. Alant muss sehr mild zubereitet werden, da er sonst zu bitter ist und zu Übelkeit führen kann. Kombiniert mit Spitzwegerich, Thymian, Lungenkraut oder Süßholzwurzel ergibt Alantwurzel eine wirksame Hustenteemischung.

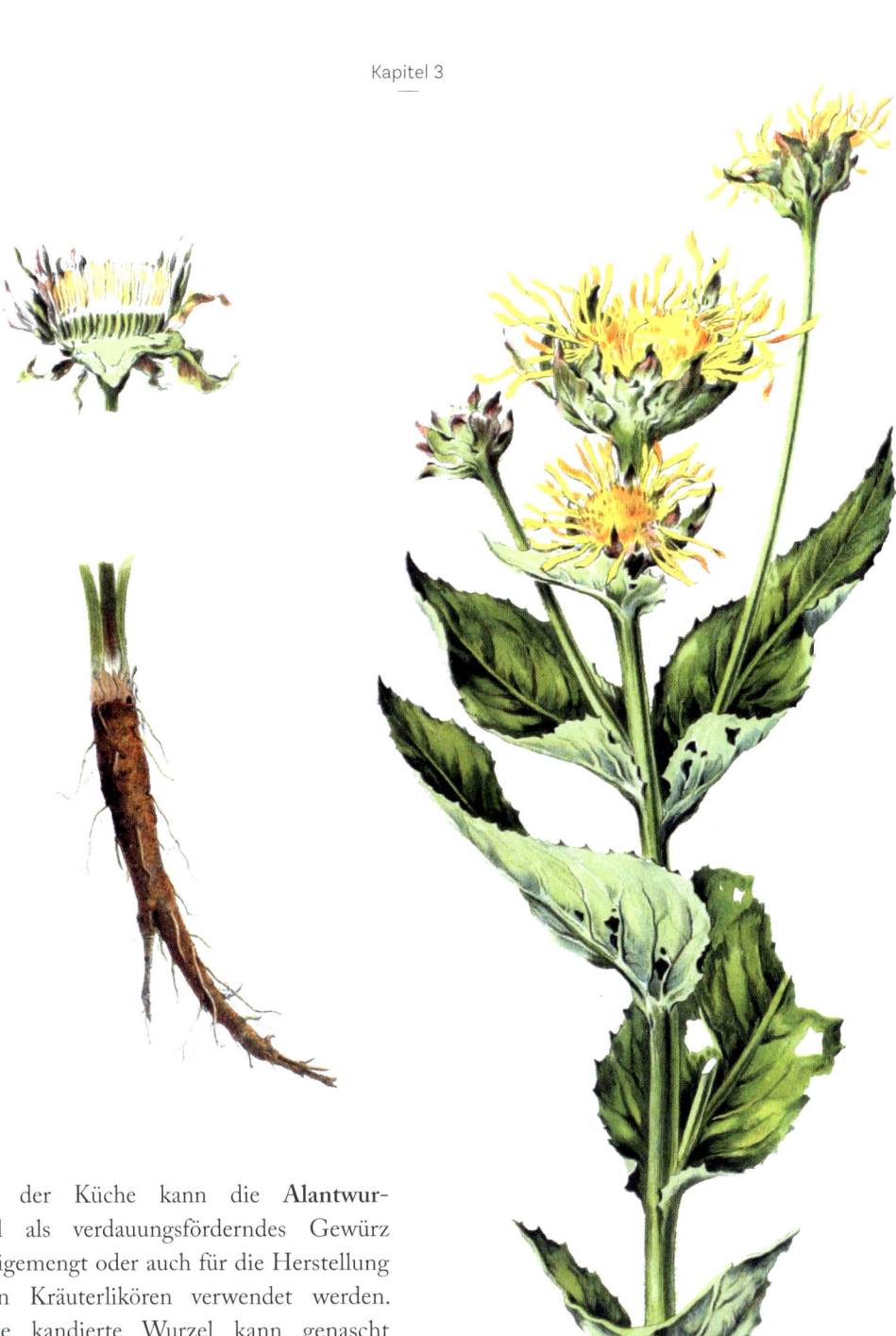

In der Küche kann die **Alantwurzel** als verdauungsförderndes Gewürz beigemengt oder auch für die Herstellung von Kräuterlikören verwendet werden. Die kandierte Wurzel kann genascht oder zum Süßen von Süßspeisen genützt werden. Wer vor dem Essen Alantwurzel kaut, regt den Appetit an, verfeinert den Geschmackssinn und hellt die Stimmung auf. Hildegard von Bingen empfahl Alantwein als hilfreich bei Lungenleiden.

Arnika
(Arnica montana)

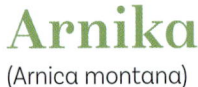

○ **Standort:** Wächst auf mageren Berg-wiesen, humosen Waldwiesen, Heiden, ausgetrockneten Mooren und steht unter Naturschutz. Die aus der echten Arnika gezüchtete Sorte »Arbo« ist für den Feldanbau geeignet, sodass die Wildvorkommen bei der Sammlung für medizinische Zwecke geschont werden.

～ **Duft:** Würzig, erinnert an frischen Heuduft.

△ **Qualität:** Warm und trocken

⊙ **Organzuordnung: Herz, Lunge**

◊ **Säftebezug:** Steigert die Wärme des Blutes

Wirkung auf geistiger und emotionaler Ebene: Bringt fröhliche, heitere Gedanken, schenkt Balance und innere Ausgeglichenheit. Hilft bei Traumata und seelischen Verletzungen, lässt diese besser verarbeiten. Lindert auch Alpträume, Ängste und Ver-zweiflung. Gerade wenn man glaubt, dass das Glück einen verlassen hat und die Tage nur grau sind, dann ist es Zeit für eine Arnika-Räucherung.

Wirkung auf körperlicher Ebene: Entzündungshemmend und antiseptisch. Hilft bei rheumatischen Muskel- und Gelenksbeschwerden.

Räucherwerk: Verwendet werden die ganzen Kräuter, Blüten, Stängel und Blätter. Arnika kann insbesondere mit Harzen benutzt werden.

Traditionelle Nutzung

Während den antiken Schriftstellern Arnika als Heilpflanze unbekannt war, wurde sie ab dem 18. Jahrhundert bei Beschwerden und Krankheiten eingesetzt. Das Anwendungs-spektrum war weit gefächert, neben Blutergüssen und allgemeinen Verletzungen wurden auch Krampfadern, Venenentzündungen, Gicht und Rheuma behandelt.

Die wohl früheste Erwähnung findet sich bei Hildegard von Bingen. Bei der von ihr als »Wolfsgelegena« bezeichneten Pflanze könnte es sich um die Arnika handeln. Hilde-gard führt diese Pflanze als starkes Aphrodisiakum an:

»Wenn ein Mann oder eine Frau in Liebe erglüht, dann wird, wenn jemand sie oder ihn auf der Haut mit Wolfesgelegena berührt, der Berührte in der Liebe zum anderen ver-brennen, und wenn das Kraut vertrocknet ist, dann werden Mann oder Frau durch die Liebesglut fast rasend, so dass sie schließlich unsinnig werden.«

Die Arnika zählt zu den alten Zauber-
pflanzen, worauf einige volkstümliche Namen wie Donnerwurz, Wolfsbanner oder
Johannisblume hindeuten. Als leuchtend
gelb blühende Pflanze spielte sie früher
im Kult der Sommersonnenwende eine
Rolle. Viele dieser heidnischen Bräuche
gingen dann ins volkstümliche Brauchtum
über. So galten z.B. die am Johannistag,
also dem 24. Juni, dem Tag der Sonnen-
wende, gesammelten Blüten als besonders
heilkräftig. Am Vorabend des Johannis-
tags steckten Bauern Arnikasträuße an
die Ecken ihrer Getreidefelder. Dies sollte den »Bilmesschnitter« davon abhalten,
das Getreide zu vernichten. Dieser war
ein Korndämon und ging besonders gerne um die Zeit der Sommersonnenwende
über die Getreidefelder und legte dort die
Halme um. Dieser Aberglaube beruht aber
wahrscheinlich auf guter Beobachtungs-
gabe, denn auf Arnikapflanzen legt die
Arnikafliege *(Trypeta arnica)*, ein Getrei-
denützling, die Eier ab. In einigen Gegen-
den zählt Arnika auch zu den Blumen, die
in den Strauß der Kräuterweihe an Maria
Himmelfahrt, dem 15. August, gehörte.
Damit zählt Arnika zu den Marienpflan-
zen. Möglicherweise war sie schon in vor-
christlicher Zeit der Muttergöttin Freyja
(oder Freia) zugeordnet.

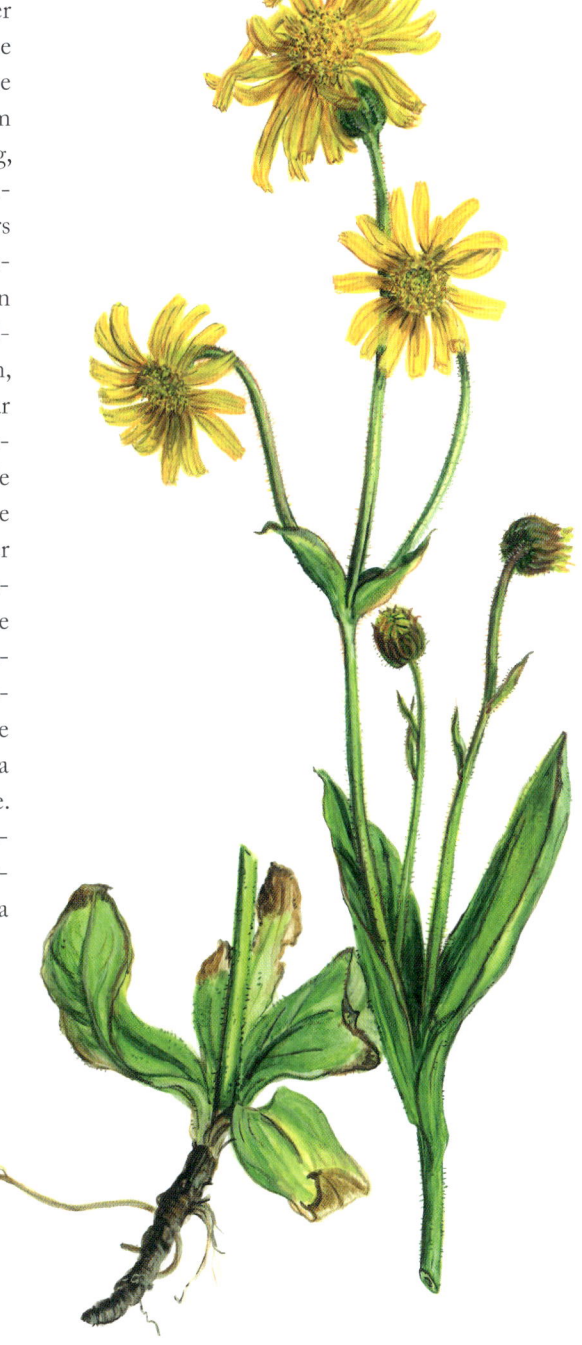

Baldrian

(Valeriana officinalis)

- ○ **Standort:** Wächst in halbschattigen, feuchten Laub- und Auwäldern.
- ∼ **Duft:** Herb-bitter
- △ **Qualität:** Warm und trocken
- ⊙ **Organzuordnung:** Lunge, Herz
- ◊ **Säftebezug:** Klärt Hitze

Wirkung auf geistiger und emotionaler Ebene: Entschleunigung von Körper und Seele, wahrt das rechte Maß des Lebenstempos, bei innerer Unruhe und Stress leicht schlaffördernd, nervenberuhigend, lindert Schwermut und Trübsinn.

Wirkung auf körperlicher Ebene: Baldrian hat eine beruhigende Wirkung auf das Nervensystem und fördert auf natürliche Weise die Einschlafbereitschaft.

Räucherwerk: Verwendet wird die Blüte, die man im August erntet. Wer seine Lust fördern will, gräbt im Herbst die Wurzel aus und räuchert sie. Sehr sparsam dosieren, weil sie sonst unangenehm riecht. Baldrian gehört zu den Ritualpflanzen und wird zur Reinigungsräucherung verwendet und eignet sich gut für Mischungen mit Lavendel, Muskatellersalbei, Johanniskraut, Rose und Weihrauch.

Traditionelle Nutzung

Ab Juni öffnen sich die hellrosa bis weißen Blüten, die stark riechen und einen Nektar absondern, der Insekten und Katzen anlockt. Der Name Baldrian wurde früher mit dem nordischen Gott Baldur in Verbindung gebracht, der für Hilfe und Wohltätigkeit stand. Im Mittelalter galt Baldrian als Allheilmittel. Der botanische Name »Valeriana« kommt von lat. *valere* (= kräftig sein, sich wohl fühlen). Im Volksmund ist die Pflanze als Katzenkraut, Hexenkraut, Wundwurz, Augenwurz und Elfenkraut bekannt.

Hildegard von Bingen beschreibt in ihrem Buch *Physica* die einheimische Arzneipflanze gegen Gicht und Seitenstechen. Darüber hinaus nutzte man Baldrian im Mittelalter zum Beispiel gegen Gelbsucht, Asthma, Husten, Blähungen, Kopfschmerzen, Menstruations- und Verdauungsbeschwerden. Im 16. und 17. Jahrhundert wurde er als Pestmittel verwendet. In der Volksmedizin wird er als **Wein, Tinktur, Tee** und **Badezusatz** verwendet.

Basilikum

(Ocimum basilicum)

○ **Standort:** Wird meist als einjährige Pflanze kultiviert.

∼ **Duft**: Würzig, kräftig, warm und süß

△ **Qualität:** Warm und trocken

⊙ **Organzuordnung:** Milz, Lunge, Herz

◊ **Säftebezug:** Kühlt überhitzte gelb-gallige Säfte

Wirkung auf geistiger und emotionaler Ebene: Hilft bei Überarbeitung und Stress. Wirkt entspannend. Wir finden ihn in Räuchermischungen, bei denen es um Abwehr, Schutz, Kraft und Selbstvertrauen geht. Harmonie, Entspannung und Aufbau sind weitere Energien, die er uns bieten kann. Wirkt positiv und aufbauend, gedankenklärend, stärkt das Selbstbewusstsein und erschließt ungeahnte Kraftquellen.

Wirkung auf körperlicher Ebene: Antibakteriell, harntreibend, krampf- und schleimlösend, schmerzstillend. Hilft bei Fieber, Migräne und Menstruationsstörungen.

Räucherwerk: Beim Räuchern kann Basilikum vielseitig eingesetzt werden. Er sollte mit Ysop, Zitronengras, Salbei und Majoran zusammen verräuchert werden, um die Wirkung dadurch zu verstärken – und es duftet angenehmer.
Nicht bei Kleinkindern und in der Schwangerschaft anwenden.

Traditionelle Nutzung

Basilikum stammt ursprünglich aus Indien, wo er bereits vor über 4000 Jahren genutzt wurde. Im 12. Jahrhundert kam er über den vorderen Orient in die Mittelmeerländer und nach Mitteleuropa.

Der Name leitet sich aus dem Griechischen ab und bedeutet bei sinngemäßer Übersetzung so viel wie »Königskraut«. Bei uns wird der Basilikum Königsbalsam, im Ayurvedischen Tulsi genannt.

Auch die alten Ägypter verwendeten ihn, das belegen Basilikumkränze, die als Grabbeigaben gefunden wurden. Die Hindus verehren ihn als heilige Pflanze. Er dient auch als **Aphrodisiakum**.

Auch Hildegard von Bingen berichtet in ihren Schriften von den heilenden Kräften des Basilikums, das bereits im 11. Jahrhundert in deutschen Klostergärten wuchs. In der Volksheilkunde ist die Basiliensalbe – auch »Königliche Salbe« genannt, sie gilt als sehr gute Wundsalbe – sehr beliebt:

Man nehme 9 Teile Frischsaft vom Basilikum, 3 Teile Olivenöl, 3 Teile Bienenwachs, 2 Teile Fichtenharz (im Mörser sehr klein zerteilen). Alles bei ca. 80° C gut vermengen und im licht- und luftdichten Gefäß aufbewahren.

Basilikum

(Ocimum basilicum)

○ **Standort:** Wird meist als einjährige Pflanze kultiviert.

∼ **Duft:** Würzig, kräftig, warm und süß

△ **Qualität:** Warm und trocken

⊙ **Organzuordnung:** Milz, Lunge, Herz

◊ **Säftebezug:** Kühlt überhitzte gelb-gallige Säfte

Wirkung auf geistiger und emotionaler Ebene: Hilft bei Überarbeitung und Stress. Wirkt entspannend. Wir finden ihn in Räuchermischungen, bei denen es um Abwehr, Schutz, Kraft und Selbstvertrauen geht. Harmonie, Entspannung und Aufbau sind weitere Energien, die er uns bieten kann. Wirkt positiv und aufbauend, gedankenklärend, stärkt das Selbstbewusstsein und erschließt ungeahnte Kraftquellen.

Wirkung auf körperlicher Ebene: Antibakteriell, harntreibend, krampf- und schleimlösend, schmerzstillend. Hilft bei Fieber, Migräne und Menstruationsstörungen.

Räucherwerk: Beim Räuchern kann Basilikum vielseitig eingesetzt werden. Er sollte mit Ysop, Zitronengras, Salbei und Majoran zusammen verräuchert werden, um die Wirkung dadurch zu verstärken - und es duftet angenehmer.
Nicht bei Kleinkindern und in der Schwangerschaft anwenden.

Traditionelle Nutzung

Basilikum stammt ursprünglich aus Indien, wo er bereits vor über 4000 Jahren genutzt wurde. Im 12. Jahrhundert kam er über den vorderen Orient in die Mittelmeerländer und nach Mitteleuropa.

Der Name leitet sich aus dem Griechischen ab und bedeutet bei sinngemäßer Übersetzung so viel wie »Königskraut«. Bei uns wird der Basilikum Königsbalsam, im Ayurvedischen Tulsi genannt.

Auch die alten Ägypter verwendeten ihn, das belegen Basilikumkränze, die als Grabbeigaben gefunden wurden. Die Hindus verehren ihn als heilige Pflanze. Er dient auch als **Aphrodisiakum.**

Auch Hildegard von Bingen berichtet in ihren Schriften von den heilenden Kräften des Basilikums, das bereits im 11. Jahrhundert in deutschen Klostergärten wuchs. In der Volksheilkunde ist die Basiliensalbe – auch »Königliche Salbe« genannt, sie gilt als sehr gute Wundsalbe – sehr beliebt:

Man nehme 9 Teile Frischsaft vom Basilikum, 3 Teile Olivenöl, 3 Teile Bienenwachs, 2 Teile Fichtenharz (im Mörser sehr klein zerteilen). Alles bei ca. 80° C gut vermengen und im licht- und luftdichten Gefäß aufbewahren.

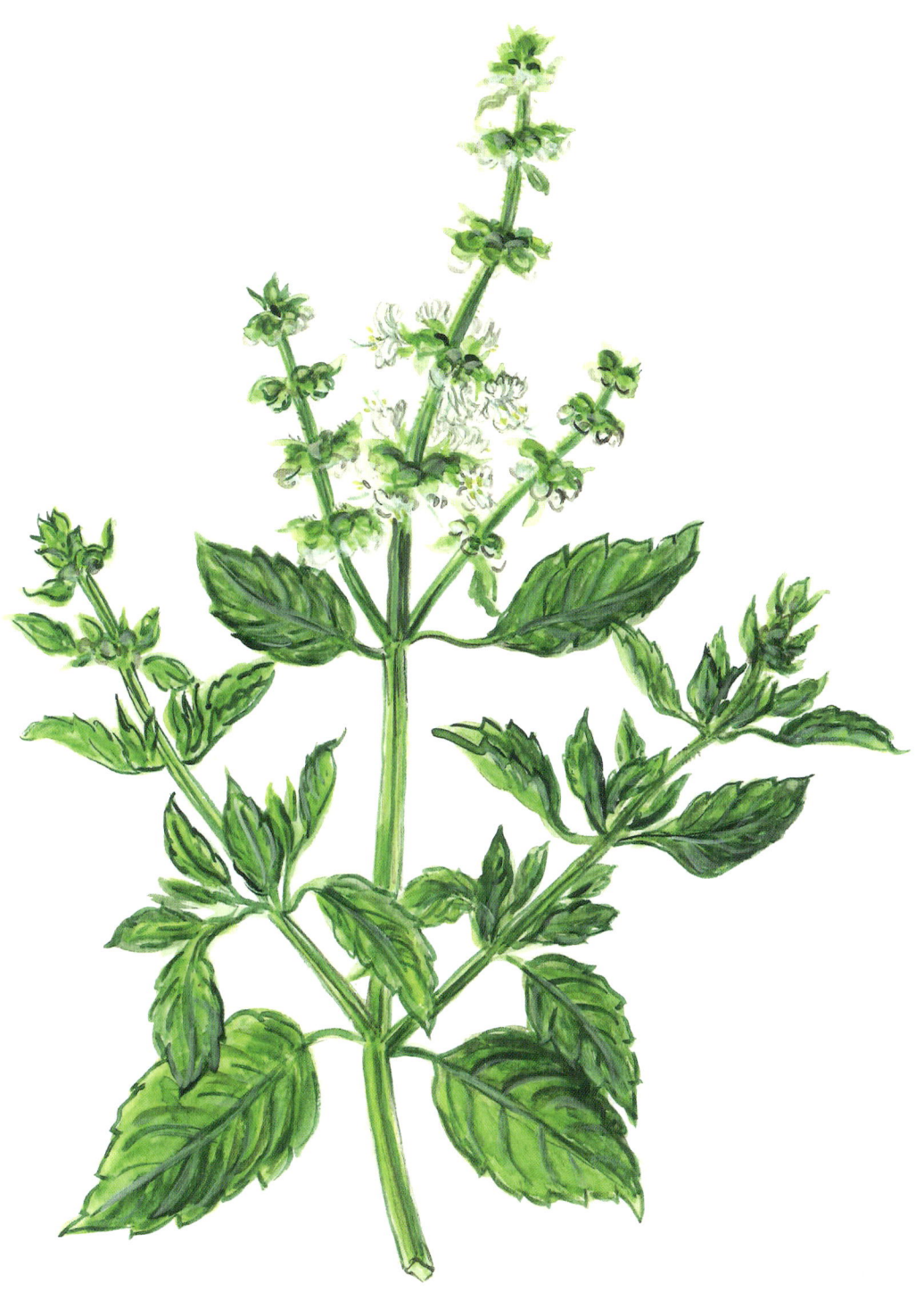

Beifuß
(Artemisia vulgaris)

○ **Standort:** Wächst an Abhängen, Böschungen, in Kiesgruben und an Bahndämmen.

~ **Duft:** Erdig-warm, bittersüß

△ **Qualität:** Warm und trocken

⊙ **Organzuordnung:** Leber, Niere, Milz

◊ **Säftebezug:** Zerteilt, verdünnt und erwärmt zähes, kaltes Phlegma

Wirkung auf geistiger und emotionaler Ebene: Hilft beim Prozess des Loslassens und Trauerns, steigert die Fähigkeit zur Hellsichtigkeit.

Wirkung auf körperlicher Ebene: Vertreibt die Kälte. Wirkt krampflösend, schweißtreibend, wehenfördernd (daher Vorsicht in der Schwangerschaft).

Räucherwerk: Man räuchert das Blatt. Im getrockneten Zustand glimmt die Pflanze als zusammengerollte Kugel auch ohne Kohle. Man muss nur genug Luft zufächern. Beifuß, eine der ältesten Ritualpflanzen, ist ein Meisterkraut, das bei vielen Räuchermischungen verwendet wird. Eignet sich sehr gut für Reinigungs-, Schutz- und Segnungsräucherungen sowie bei Übergangsritualen. Gut zu mischen mit Fichtenharz und Wacholder.

Traditionelle Nutzung

Diese unscheinbare Pflanze wurde in der Antike als Mutter aller Pflanzen verehrt und galt als kraftvolles Heilmittel und hilfreiches Frauenkraut. Wir können heute kaum mehr nachvollziehen, welche Kräfte unsere Vorfahren im Beifuß erschaut haben. Er wurde als Geschenk der Göttin Artemis verehrt. Die große Muttergöttin und Schutzherrin der Kräuterheilkundigen wurde um Hilfe bei Geburten angerufen. Hebammen, Kräuterfrauen und Ärzte haben diese Pflanze früher wohl oft verwendet. Im Volksmund wird sie auch Gänsekraut, Weiberkraut, Liebeskrautwurzel, Jungfrauenkraut oder Besenkraut genannt. Wanderer legten Beifuß einst in die Schuhe, um müde Füße zu erfrischen. Hildegard von Bingen stellte den Beifuß als Mittel gegen innere Krankheiten und Verdauungsprobleme in den Vordergrund.

Beifuß kann bei Überdosierung unangenehme Nebenerscheinungen hervorrufen, verantwortlich dafür ist Cineol, ein Stoff, der im ätherischen Öl enthalten ist. Er soll auch nicht bei akuten fieberhaften Erkrankungen und bei Bluthochdruck verwendet und in der Schwangerschaft vermieden werden, weil er Wehen auslösen kann. Frauen banden Beifuß früher bei der Geburt um den Schoß, um die Wehen anzuregen. Darum heißt Beifuß

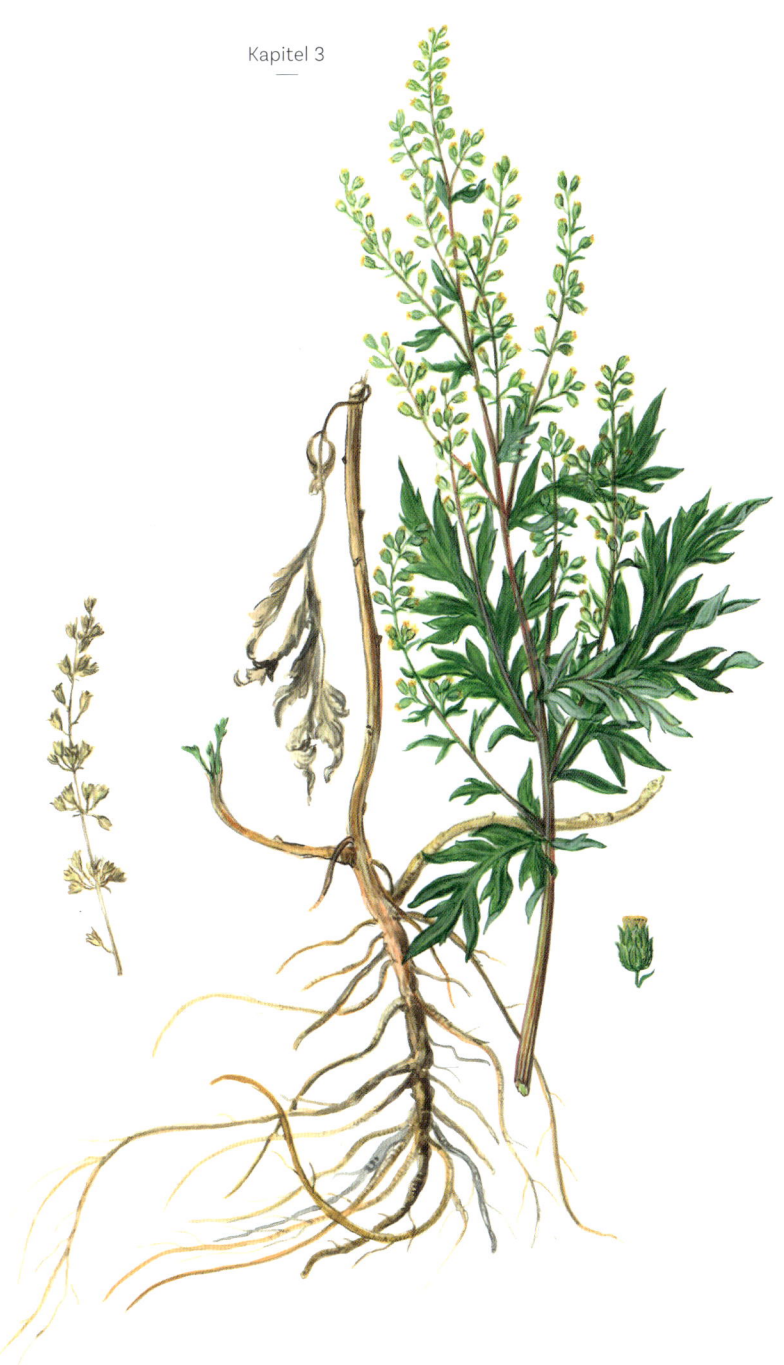

auch Schoßwurz. Die entkrampfende Wirkung wird auch bei Regelschmerzen genutzt. Für die Heilanwendung werden die Blätter und Rispen, aber auch die Wurzel – als **Tee** innerlich und äußerlich – verwendet. **Fuß**- und **Sitzbäder** haben erwärmende Qualität. In den **Kräuterbüscheln** von Mariä Himmelfahrt darf das Kraut nicht fehlen. Weil Beifuß eine besondere Kraftpflanze ist, gelten die Orte, an denen er wächst, als Kraftplätze.

Dost
(Origanum vulgare)

○ **Standort:** Vorkommen an sonnigen Wald- und Heckenrändern

∼ **Duft:** Würzig-warm, holzig, leichte Duftnote von Kampfer

△ **Qualität:** Warm und trocken

⊙ **Organzuordnung:** Leber, Lunge, Milz, Magen

◊ **Säftebezug:** Trocknet und leitet die kalte und überflüssige Feuchtigkeit aus

Wirkung auf geistiger und emotionaler Ebene: Ausgleichend und harmonisierend, stark reinigend, beruhigt Nerven, hilft bei Schlaflosigkeit. Der würzige Duft hellt die Stimmung auf, stimmt freudig.

Wirkung auf körperlicher Ebene: Antibakteriell, desinfizierend, durchblutungsfördernd und schmerzstillend im Magen-Darm-Bereich; schleimlösend und auswurffördernd bei hartnäckigem Husten.

Räucherwerk: Zum Räuchern werden die Blätter und Blüten verwendet. Der Dost eignet sich hervorragend für Räuchermischungen mit Lavendel, Kamille, Zypresse, Zeder, Weihrauch.

Traditionelle Nutzung

Vermutlich war der Dost als Heil- und Gewürzpflanze schon bei den alten Griechen bekannt. Der Arzt Pedanios Dioskurides (etwa 40–90 n. Chr.) empfahl, den Dost nach giftigem Tierbiss einzunehmen. Die Römer verwendeten Dostarten zur Vertreibung von Ameisen.

Hildegard von Bingen schrieb: »Einen Menschen, dem das Phlegma den Kopf verschleimt, der nehme Dostmischpulver ein.«

Dem Neugeborenen wird bis heute noch Dost in die Wiege gelegt. Dieser Brauch beruht auf der Legende, wonach die Jungfrau Maria aus der Pflanze ein Lager für das Jesuskind bereitet haben soll.

Im Mittelalter spielte das Heilkraut auch bei Geister- und Teufelsaustreibungen eine Rolle. Ein alter Spruch sagt:

»Hättest du nicht Dorant und Dosten, tät' es dich dein Leben kosten.«

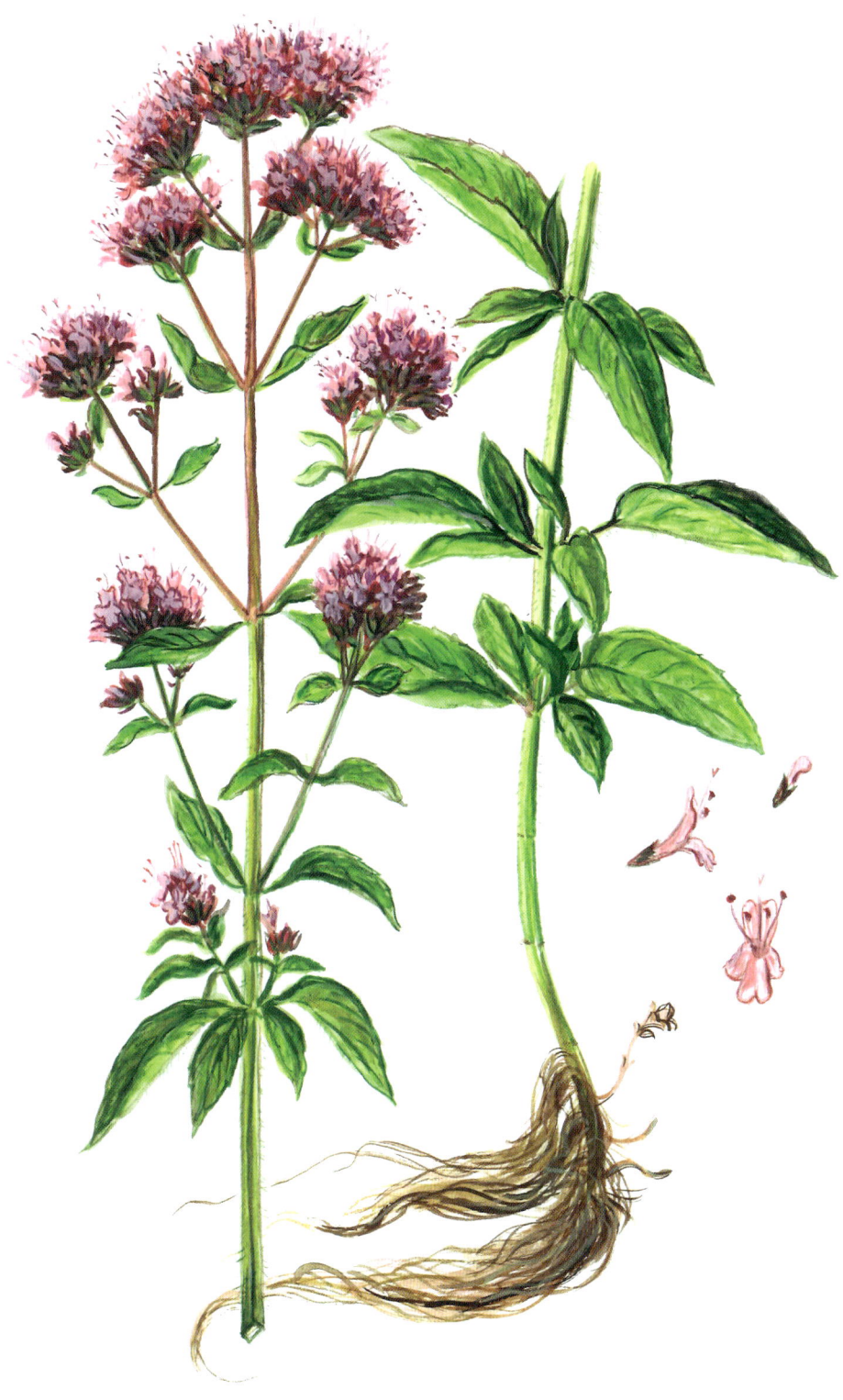

Eisenkraut

(Verbena officinalis)

⟳ **Standort:** Wächst auf sandigen, steinigen und mageren Böden, an Mauern und Wegerändern

∼ **Duft:** Herb, würzig

△ **Qualität:** Warm und trocken

⊙ **Organzuordnung:** Leber, Niere, Lunge, Magen

◊ **Säftebezug:** Aktiviert und fördert das Sanguis-Prinzip

Wirkung auf geistiger und emotionaler Ebene: Bringt uns bei Erschöpfung und Müdigkeit wieder neuen Schwung, richtet uns innerlich auf, stärkt neue Prozesse, fördert diplomatisches Geschick, unterstützt die Abwehrkräfte.

Wirkung auf körperlicher Ebene: Leitet feuchte Hitze aus, ist schleimlösend, entzündungshemmend, antibakteriell, verbessert die Blutqualität; hilft bei Schlafstörungen und Magenübersäuerung.

Räucherwerk: Man räuchert das ganze Kraut samt Blüte. Das Eisenkraut hat keinen starken Eigengeruch und kann mit Kopal, Fichte, Weihrauch etc. – je nach Thema – gut gemischt werden.

Traditionelle Nutzung

Schon im alten Ägypten, in Persien und im Römischen Reich kannte man Eisenkraut als Heilpflanze. Die keltischen Druiden nutzten das Kraut für Zauberrituale und Weissagungen. Ein mit Eisenkraut gefülltes Amulett, das man einst am Körper trug oder über das Bett hängte, sollte den Schlafenden vor Alpträumen schützen.

Im Mittelalter empfahlen Hildegard von Bingen und der Mönch Odo Magdunensis das Eisenkraut bei faulenden Wunden, Geschwüren sowie bei Entzündungen im Mund- und Rachenraum.

Eisenkraut ist das Kraut der Kräuter und kann sich vieler Heilkräfte rühmen. Deshalb verdient es auch, in die Hausapotheke aufgenommen zu werden.

»Mit Eisenkraut und Dill bricht der Hexen böser Will'.«
Michael Drayton, engl. Dichter (1563–1631)

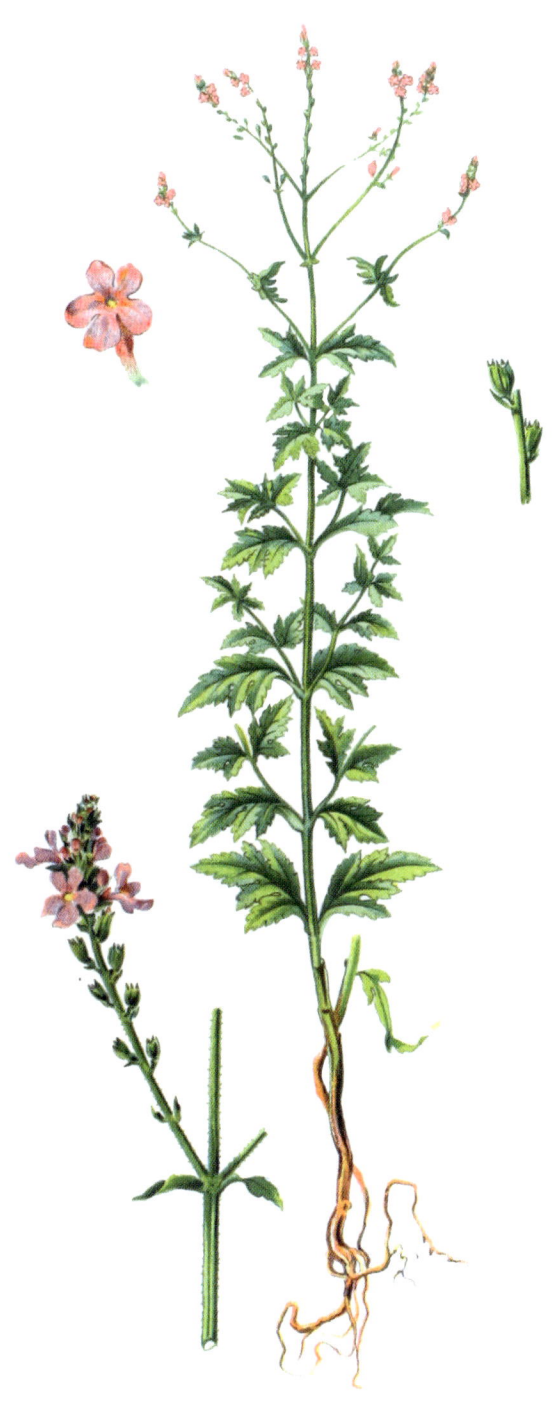

Engelwurz

(Angelica archangelica)

○ **Standort:** Gedeiht auf Gebirgswiesen, Almen oder wird im Garten angebaut

～ **Duft:** Schwer, erdig-warm, leicht scharf

△ **Qualität:** Warm und trocken

⊙ **Organzuordnung:** Lunge, Milz, Dickdarm

◊ **Säftebezug:** Vertreibt Kälte, fördert die Sanguis-Bildung, klärt schlechte Feuchtigkeit

Wirkung auf geistiger und emotionaler Ebene: Durch ihre »aufrichtige Ausstrahlung« kann uns die Engelwurz viel an Kraft, Mut und Weisheit schenken. Sie stärkt auch die Nerven. Hilft bei Ängsten wieder zu vertrauen und das innere Licht zu finden.
Die Wurzel als Amulett getragen oder ein Blütensträußchen der Engelwurz sollen helfen, das Lampenfieber bei Prüfungen zu überwinden.

Wirkung auf körperlicher Ebene: Regt die Magensäfte an und wirkt beruhigend auf die Darmmuskulatur, wird daher bei Appetitlosigkeit eingesetzt.

Räucherwerk: Zum Räuchern verwendet man die zerkleinerten Wurzeln, Blüten oder Samen. Die Engelwurz eignet sich für Mischungen mit Thymian, Salbei, Lavendel und Weihrauch. Der Duft der getrockneten Wurzel ist sehr schwer und sollte nur in Mischungen geräuchert werden. Wird gerne für Schutzräucherung von neuen Wohnungen und zur energetischen Reinigung alter Häuser verwendet.

Traditionelle Nutzung

Die Engelwurz oder Angelikawurzel, auch Brustwurz ist eine besonders wertvolle Heilpflanze aus dem Medizinschatz unserer nordischen Vorfahren. Erst ab Mitte des 14. Jahrhunderts wurde die Engelwurz in Mitteleuropa als Mittel gegen die Pest bekannt. Den Saft der Pflanze lobte der Arzt Paracelsus als »höchste Arznei« gegen innere Infektionen. Das würzige, aromatische Öl der Angelika wurde zum Bestandteil verschiedener **Kräuterbitter** und -**liköre** diverser Klöster.

Wer einmal ein Stückchen Engelwurz gekaut hat, weiß, dass sie bitter und brennend scharf schmeckt. Ihre Bitterstoffe helfen der Verdauung auf die Sprünge. Heute wird ihre antiseptische und abwehrsteigernde wie auswurffördernde Kraft geschätzt. Wer ein Stückchen Wurzel kaut, kann in der Zeit grippaler Infekte seine Abwehrkräfte gegen die Ansteckung stärken.

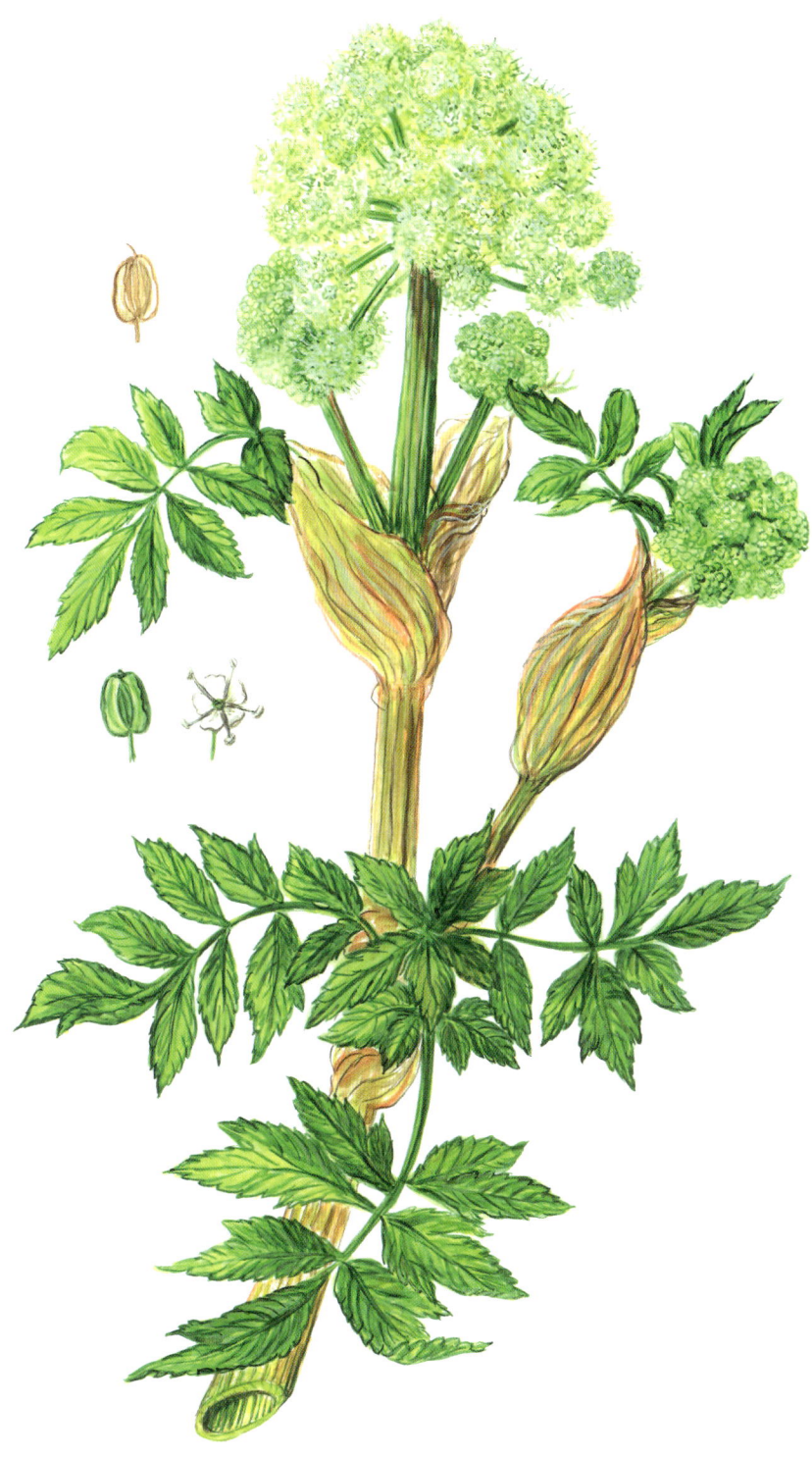

Fenchel

(Foeniculum vulgare)

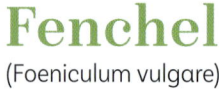

Ω **Standort:** Wächst in Gärten auf kalk-
haltigen Schuttböden

∼ **Duft:** Fruchtig, frisch, anisartig

△ **Qualität:** Warm und trocken

⊙ **Organzuordnung:** Leber, Niere, Milz,
Magen

◊ **Säftebezug:** Leitet den zähen, kalten
Schleim aus

Wirkung auf geistiger und emotionaler Ebene: Führt zu innerer Stabilität bei stra-
pazierten Nerven, wirkt entspannend, beruhigend, ausgleichend und stärkend. Gibt
Wärme und Geborgenheit. Hilft bei gefühlsbedingten Problemen, die sich auf das
Verdauungssystem auswirken.

Wirkung auf körperlicher Ebene: Magenstärkend und blähungswidrig vor allem bei
Säuglingen. Krampflösend, entschlackend, entgiftend und schleimlösend; fördert die
Milchbildung.

Räucherwerk: Zum Räuchern werden die Samen verwendet, weil in ihnen die meiste
Kraft steckt. Den Samen zum Räuchern mörsern, gut zerkleinern. Fenchel lässt sich mit
seinem anisartigen Duft gut in erfrischende, ausgleichende Mischungen einbauen; zum
Beispiel mit Eukalyptus, Kresse, Damiana, Weihrauch kombinieren.

Traditionelle Nutzung

Die olympischen Kämpfer im antiken Griechenland aßen Fenchel, der ihnen Kraft und
Mut verleihen sollte. Die Klostermedizin empfahl den Fenchel als Mittel gegen Augenleiden und Blähungen.

Hildegard von Bingen setzte den Fenchel auch gegen Husten, bei Magen- und
Darmproblemen ein.

Pfarrer Sebastian Kneipp empfahl Fenchel-Augenbäder zur Stärkung der Sehkraft.
Dazu ein Leinentuch in Kräutertee tauchen und auf die Augen legen:

»Man kann einen Kaffeelöffel zerstoßenen Fenchel in einem Viertelliter Wasser sieden,
abseihen, den Lappen eintauchen und ganz nass auflegen;
es soll die Flüssigkeit auch ins Auge kommen.«

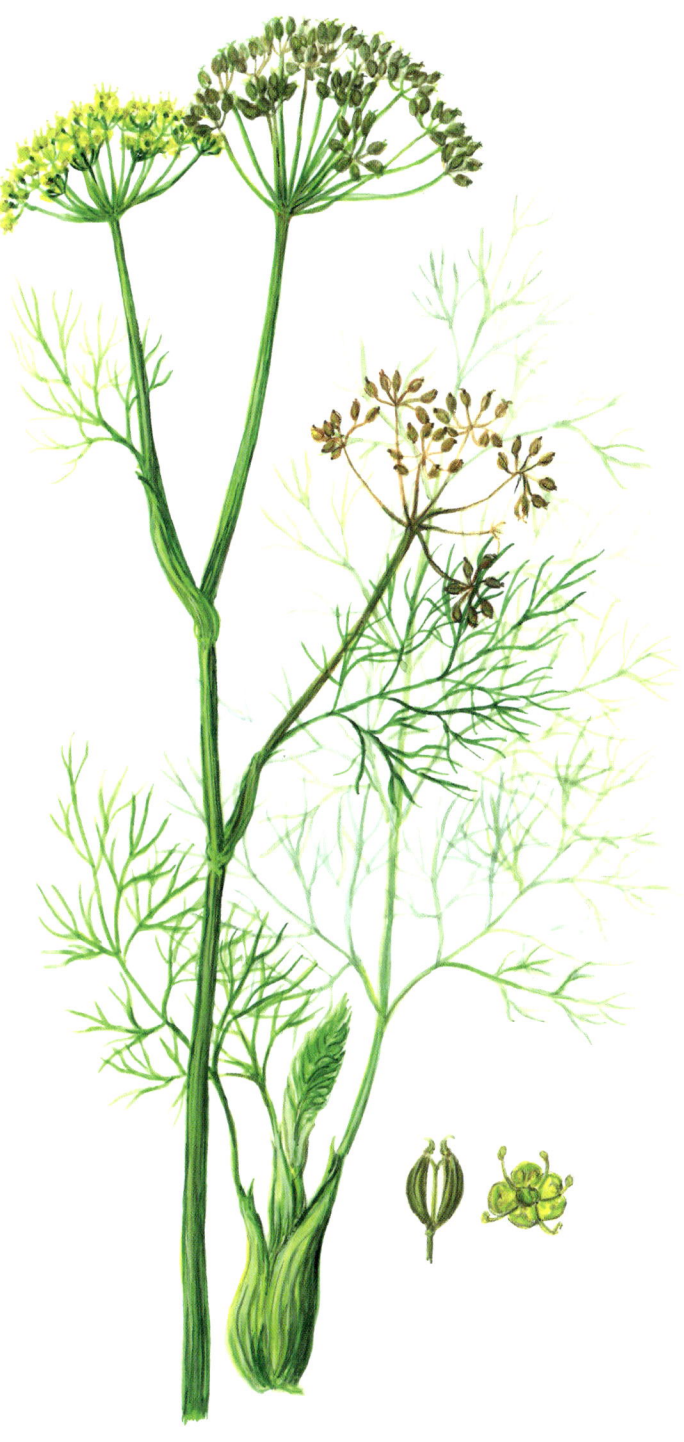

Fichte

(Picea abies)

○ **Standort:** Gedeiht auf ausreichend feuchten Böden

∼ **Duft:** Kräftiger Waldduft

△ **Qualität:** Warm und trocken

⊙ **Organzurodnung:** Nieren, Blase, Lunge

◊ **Säftebezug:** Löst und leitet zähen Schleim aus

Wirkung auf geistiger und emotionaler Ebene: Öffnet und klärt den Geist, erweitert den Herz- und Brustraum, verwandelt Melancholie in Freude.

Wirkung auf körperlicher Ebene: Reinigt, desinfiziert, hilft bei Gelenks- und Muskelschmerzen, weil es entzündungshemmend und durchblutungsfördernd ist. Räucherung tut allen Hustenden und Bronchitis-Kranken gut.

Räucherwerk: Man räuchert das Harz. Gut zu mischen mit Beifuß, Eisenkraut, Melisse, Johanniskraut, Salbei und Schafgarbe.

Das Harz der Fichte wird auch als Waldweihrauch oder »Weihrauch der armen Leute« bezeichnet. Räucherungen mit Fichtenharz wurden in Erkältungszeiten, zur Behandlung von Ausschlägen und bei Rheuma empfohlen. Fichtenharz wirkt keimtötend und desinfiziert so die Raumluft.

Eine Fichtenharzräucherung ist sinnvoll zum Reinigen, bevor wir ein neues Haus oder eine neue Wohnung beziehen, aber auch um Altes »auszutreiben«, um Platz für Neues zu schaffen. Der Rauch gibt Schutz und hilft, innere Ruhe zu finden. Fichtenharz-Räucherungen in stressigen Zeiten erden den Menschen, schenken neuen Mut, Kraft und Selbstvertrauen. Konzentriert kann man auf das Wesentliche blicken.

Traditionelle Nutzung

Die Fichte gehört zu der Familie der Kieferngewächse (Pinaceae), die je nach Art eine Wuchshöhe von bis zu 60 Metern erreichen können. In Europa ist die »Gewöhnliche Fichte« *(Picea excelsa)* verbreitet. Aufgrund ihrer schuppigen, rotbraunen Rinde wird sie fälschlicherweise auch häufig »Rottanne« genannt. Sie liefert Bauholz, dient als Maibaum und ist vielgeschätzter Weihnachtsbaum.

Der Name »Fichte« kommt vermutlich vom althochdeutschen Wort »viehte« bzw. »fiuhta«, was übersetzt »Nadeln« heißt. Junge Sprossen der Fichte wurden früher oft, in Honig eingelegt, als **Fichtenhonig** bei Bronchitis, Husten und Erkältungskrankheiten verabreicht.

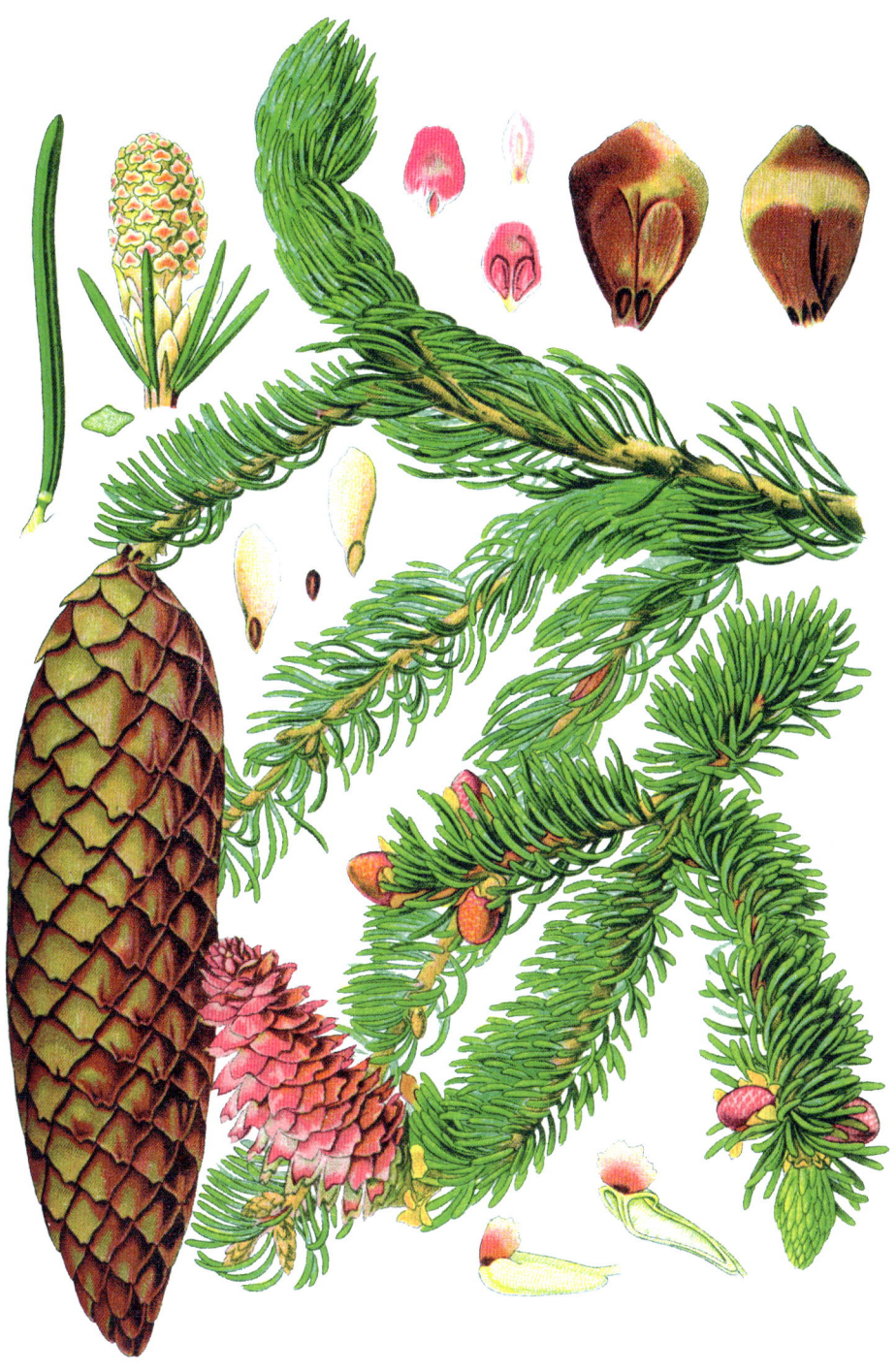

Holunder

(Sambucus nigra)

○ **Standort:** Wächst an Waldrändern, Lichtungen und in Hecken

~ **Duft:** Warm, süß, würzig, blumig

△ **Qualität:** Warm und trocken

◉ **Organzuordnung:** Lunge, Blase, Niere

◊ **Säftebezug:** Leitet übermäßigen Schleim und Feuchtigkeit aus

Wirkung auf geistiger und emotionaler Ebene: Holunder steht für Heilung und Schutz, bringt Freude und weckt die Lebensgeister.

Wirkung auf körperlicher Ebene: entzündungshemmend; steigert die Abwehrkräfte

Räucherwerk: Zum Räuchern verwenden wir die im Frühjahr geernteten Blüten. Zum Mischen eignet sich der Holunder mit Fichtenharz, Wacholder.

Traditionelle Nutzung

Der Holunder zählt auch heute noch zu den bekanntesten Volksheilmitteln. Bei den Kelten und Germanen galt er als heiliger Baum. Man glaubte, dass in ihm die guten Hausgeister wohnen, die Hof und Bewohner vor Schaden bewahren. Darum pflanzte man gerne einen »Hollerbuschen« in die Nähe des Hauses.

Fast alle Teile des Holunders können zu Heilzwecken vielfältig verwendet werden. Man kann die Blüten im Juni sammeln, die Beeren im August und September. Die **Blüten** haben eine stark schweißtreibende Wirkung. Ein heißer **Blütentee** empfiehlt sich daher bei allen Erkältungskrankheiten. Der Fliedertee, wie der Holunderblütentee auch genannt wird, regt außerdem den Stoffwechsel an und ist ein beruhigendes, schmerzlinderndes Mittel bei Kopfschmerzen.

Aus den **Blüten** kann man **Sirup** erzeugen, es lässt sich aber auch ein mildes **Gesichtswasser** zubereiten.

Die Beeren sind wertvolle Vitaminspender und werden **zu Saft, Mus, Wein** und **Marmelade** verarbeitet. Frisch gegessen verursachen sie Brechreiz und Übelkeit – daher immer kochen!

Die **Rinde** und die **Wurzel** des Holunders wirken stark harntreibend und abführend.

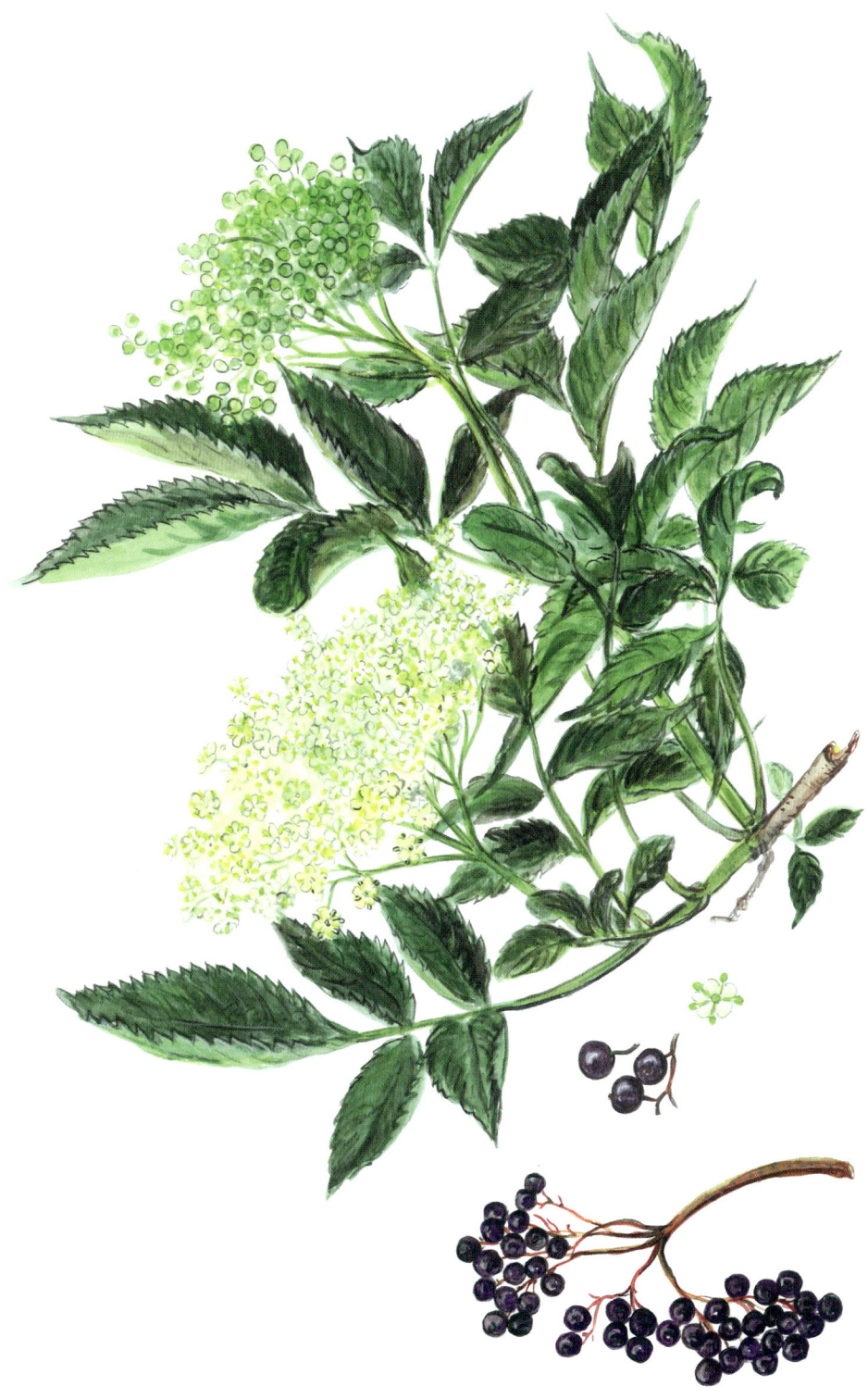

Hopfen
(Humulus lupulus)

○ **Standort:** Die Wildform des Echten Hopfens wächst bevorzugt an stickstoffreichen Standorten mit höherer Bodenfeuchte, zum Beispiel in Auwäldern, aber auch an Waldrändern und in Gebüschen auf trockeneren Flächen.

∼ **Duft:** Süßlich-krautig

△ **Qualität:** Warm und trocken

⊙ **Organzuordnung:** Blase, Niere, Magen, Herz, Leber

◊ **Säftebezug:** Leitet verbrannte melancholische Feuchtigkeit aus

Wirkung auf geistiger und emotionaler Ebene: Hilft bei Erregungszuständen und innerer Unruhe, gibt in mutlosen Lebensphasen wieder Kraft für einen Neubeginn. Der Hopfen gilt als engster Verwandter des Hanfs, obwohl man bisher keine psychoaktiven Inhaltsstoffe gefunden hat.

Wirkung auf körperlicher Ebene: Hopfen kann den Appetit anregen, hilft bei Nervosität, Einschlafstörungen. Eine östrogene Wirkung des Hopfens geht hauptsächlich auf den Gehalt an Hopein zurück.

Räucherwerk: Die Wirkung der Drüsen ist stärker als die der Blüten. Hopfendrüsen haben einen fein-würzigen, baldrianähnlichen Rauch. Sie sind besser nur in geringen Mengen zu verwenden und auf dem Räuchersieb, da sie auf Räucherkohle schnell verbrannt sind. Die Räucherung beruhigt unsere Nerven und dadurch erhalten wir unseren wohlverdienten Schlaf. Man sollte immer dann eine Hopfen-Räucherung vornehmen, wenn der Körper und Geist nur noch in Stress und Hektik lebt und dadurch der Geist nicht mehr abschalten kann. Auch bei Streitereien zwischen Partnern, leistet eine Hopfen-Räucherung gute Dienste.

Traditionelle Nutzung

Schriften über die Verwendung des Hopfens finden sich erst im 8. Jahrhundert. Hildegard von Bingen hat erstmals den Gebrauch als Bierkonservierungsmittel und seine Wirkung auf das Gemüt beschrieben.

Hopfen dient auch in vielen alten Bibliotheken als Schutz vor Feuchtigkeit und Ungeziefer. Man legt **Hopfendolden** hinter den Büchern aus. Sie regulieren die Luftfeuchtigkeit, und ihre ätherischen Öle halten Insekten fern. Die Dolden müssen alle paar Jahre ausgewechselt werden. Mönche haben mit Hopfen ihren Sexualtrieb verringert. Darum fingen sie wohl auch an, ihr Bier zu brauen und mit Hopfen haltbar zu machen.

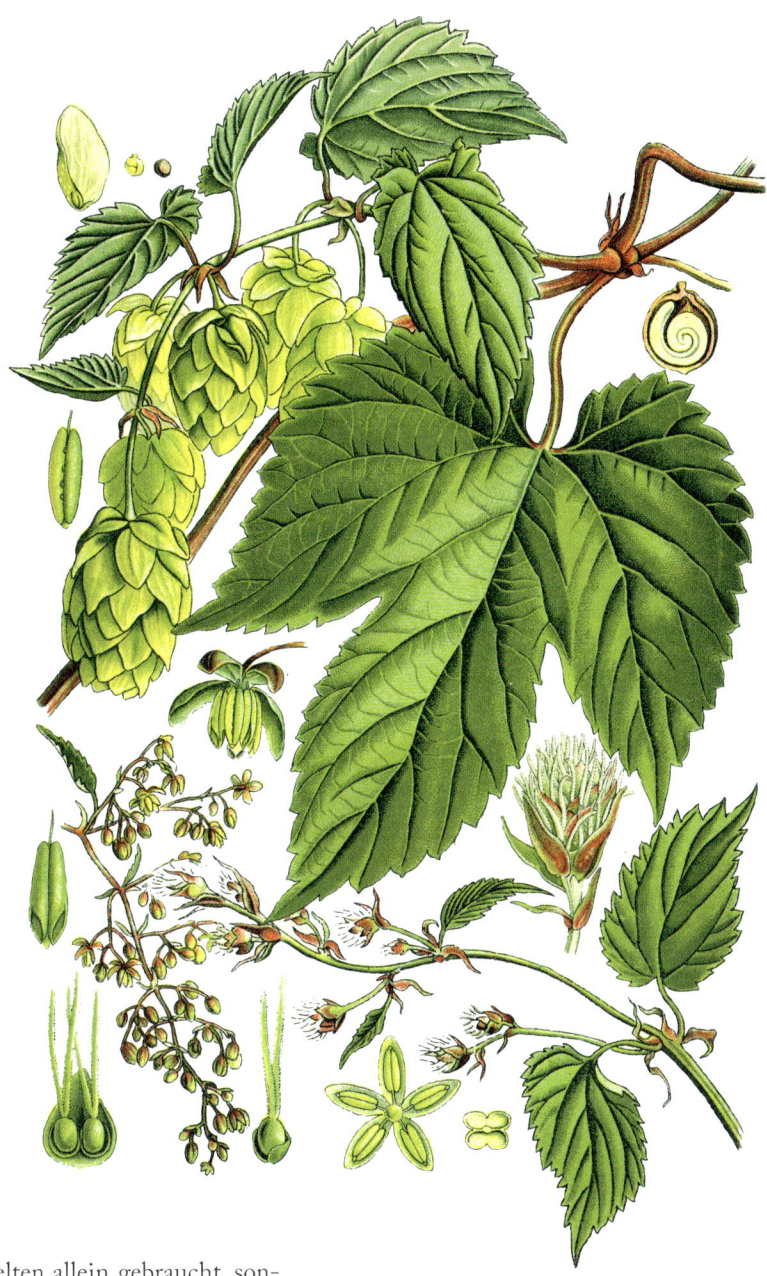

Hopfen wird selten allein gebraucht, sondern meist in Mischungen mit anderen
Heilpflanzen. Die bekannteste Zuberei-
tungsart sind **Teemischungen**. Auch **Kräu-
terkissen** zur Beruhigung und Schlafför-
derung sind oft mit Hopfen versehen.

Iriswurzel

(Iris germanica)

○ **Standort:** Die Iris-Arten werden wegen ihrer schönen und auffälligen Blüten als Zierpflanzen geschätzt. Schwertlilien sind trotz ihres Namens nur entfernt mit Lilien verwandt.

～ **Duft:** Warm, balsamisch, veilchenartig-blumig

△ **Qualität:** Kühl

⊙ **Organzuordnung:** Milz, Magen, Leber, Dickdarm, Lunge

◊ **Säftebezug:** Leitet grobe feucht-warme Humores aus

Wirkung auf geistiger und emotionaler Ebene: Harmonisiert, löst Blockaden, heilt seelische Wunden und stärkt die Intuition sowie die Liebe.

Wirkung auf körperlicher Ebene: Reinigend, aphrodisierend, schmerzlindernd, zur Behandlung von Zahnungsbeschwerden bei Säuglingen und Kleinkindern.

Räucherwerk: Verwendet wird das geschälte, von den Wurzeln und der Korkschicht befreite Rhizom der Schwertlilie. Die Rhizome besitzen im rohen Zustand einen widerlichen Krautgeruch und einen scharfen, bitteren Geschmack. Sie werden zur Gewinnung des Duftstoffes im dritten Jahr aus der Erde genommen.

Nach der Ernte werden die Wurzeln vorsichtig geschält und einem vier bis sechs Jahre währenden Trockenprozess unterzogen. Ganz allmählich entwickelt sich der liebliche Veilchenduft, weshalb das Irisrhizom auch Veilchenwurzel genannt wird. Ebenso verliert sich der scharf bittere Geschmack.

Iriswurzel kann gut alleine verräuchert werden. Vor der Anwendung im Mörser zerkleinern. Der Rauch von Iris unterstützt Sensibilität und Feingefühl, mildert seelische Spannungen und wirkt ganz allgemein harmonisierend. Iriswurzel ist eine klassische Zutat für Liebeszauber, zum Beispiel mit Rosenblüten oder Weihrauch.

Traditionelle Nutzung

Die Iriswurzel gehört in Griechenland zu den ersten Frühlingsblühern. Ihr wohlriechender Wurzelstock wurde schon früh zu Räucherungen, für **Öle**, **Salben** und **Parfums** verwendet.

In der Antike wurde auch **Wein** mit Iriswurzel parfümiert. Die griechische Göttin Iris begleitete die Sterbenden entlang des Regenbogens ins Land des ewigen Friedens, darum wurde in der Antike der Räucherduft der Iris verwendet, um den Sterbenden den Weg zu erleichtern.

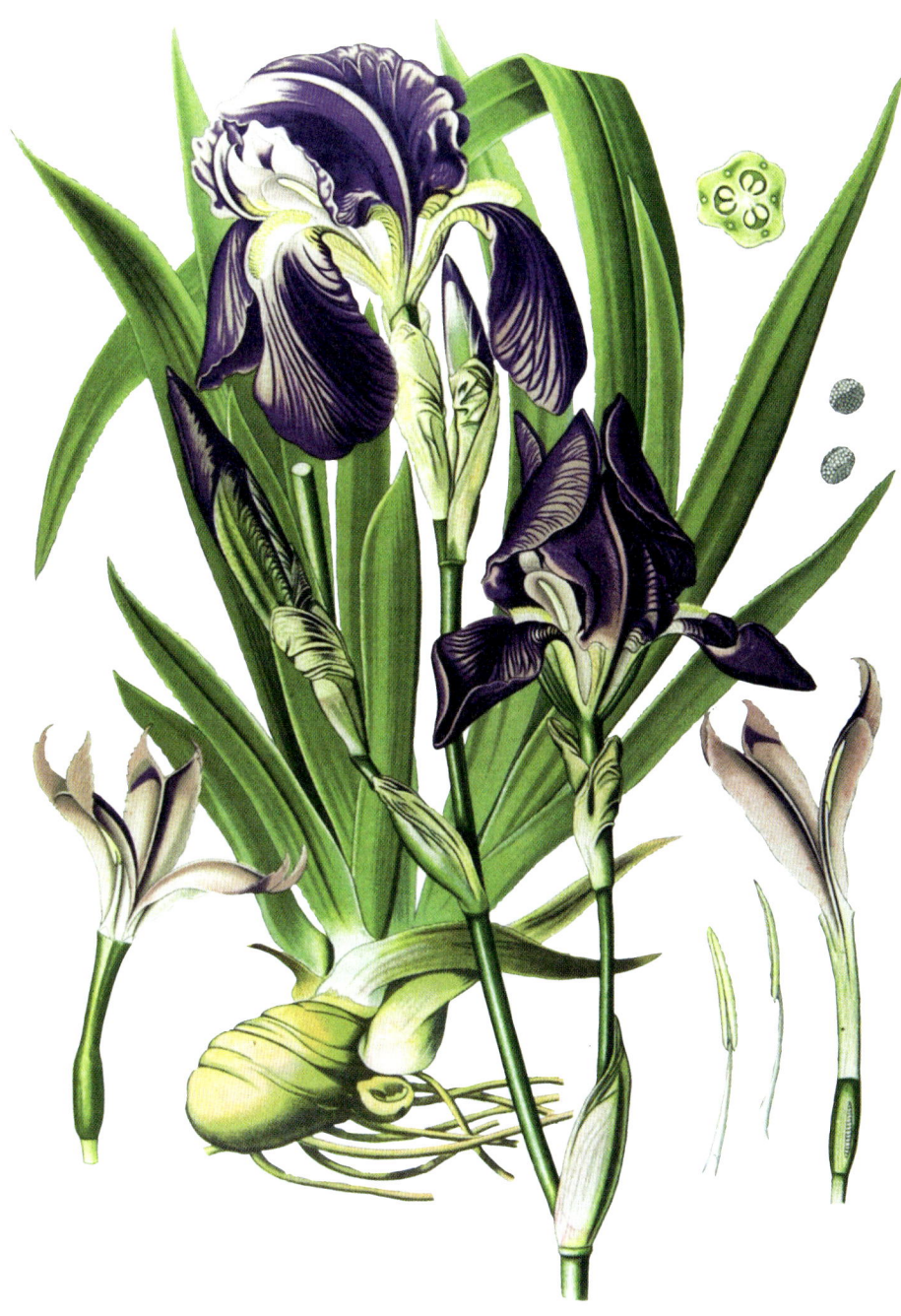

Johanniskraut

(Hypericum perforatum)

○ **Standort:** Gedeiht an Weg- und Waldrändern, sonnigen Stellen im Garten.

∼ **Duft:** Fein, würzig-warm

△ **Qualität:** Warm und trocken

⊙ **Organzuordnung:** Leber, Niere, Herz

◊ **Säftebezug:** Leitet Schwarzgalle aus,
verbessert die Blutqualität

Wirkung auf geistiger und emotionaler Ebene: Harmonisierend, angstlösend, baut Spannungen ab, gegen seelische Verstimmung und leichte Depression. Geräuchert klärt Johanniskraut Räume mit hoher elektromagnetischer Belastung.

Wirkung auf körperlicher Ebene: Johanniskraut hat eine allgemein kräftigende, krampflösende und entzündungshemmende Wirkung und kann bei Verletzungen und Schmerzen in nervenreichem Gewebe genutzt werden.

Räucherwerk: Zum Räuchern verwenden wir die Blüten, die von Juni bis August geerntet werden. Da die Blüten nur einen sehr zarten Duft entwickeln, kann die Pflanze mit Angelikawurzel, Königskerze und Fichtenharz gemischt werden.

Traditionelle Nutzung

Das Johanniskraut ist eine sehr wertvolle Heil- und Arzneipflanze, die seit grauer Vorzeit in Verwendung ist. Auch in der modernen Phytotherapie hat sie ihren festen Platz. Der Name bezieht sich auf die Blühzeit der Pflanze um den Johannistag (24. Juni), an dem die Blüten am besten geerntet werden. Werden die Blütenblätter zerrieben, so tritt ein blutroter Saft aus. Er soll das vergossene Blut Christi symbolisieren.

Das Johanniskraut speichert die Sommersonnenkraft und wird daher wegen seiner erhellenden Wirkung auf die Seele geschätzt. Es ist die Königin unter den Sonnenkräutern wie etwa Ringelblume, Beifuß und Kamille. Seine goldgelben, fünfstrahligen Blüten leuchten wie kleine Sonnenräder und die vielen Staubblätter strahlen wie Funken. Die Blätter sehen – gegen die Sonne gehalten – aus, als wären sie mit Nadeln durchstochen.

Das Johanniskraut hat die Kräfte des Lichtes aufgenommen und kann es an traurige, depressive und erschöpfte Seelen abgeben und sie wieder »aufhellen«. Man bereitet **Tee, Tinktur** oder **Ölauszug** aus der Pflanze. Der rote Farbstoff des Pflanzenöls, das Hypericin, regt den Zellstoffwechsel an und gibt neue Energie.

→ Vorsicht: Johanniskraut macht lichtempfindlich, daher direkte Sonneneinstrahlung in der Zeit der Verwendung vermeiden!

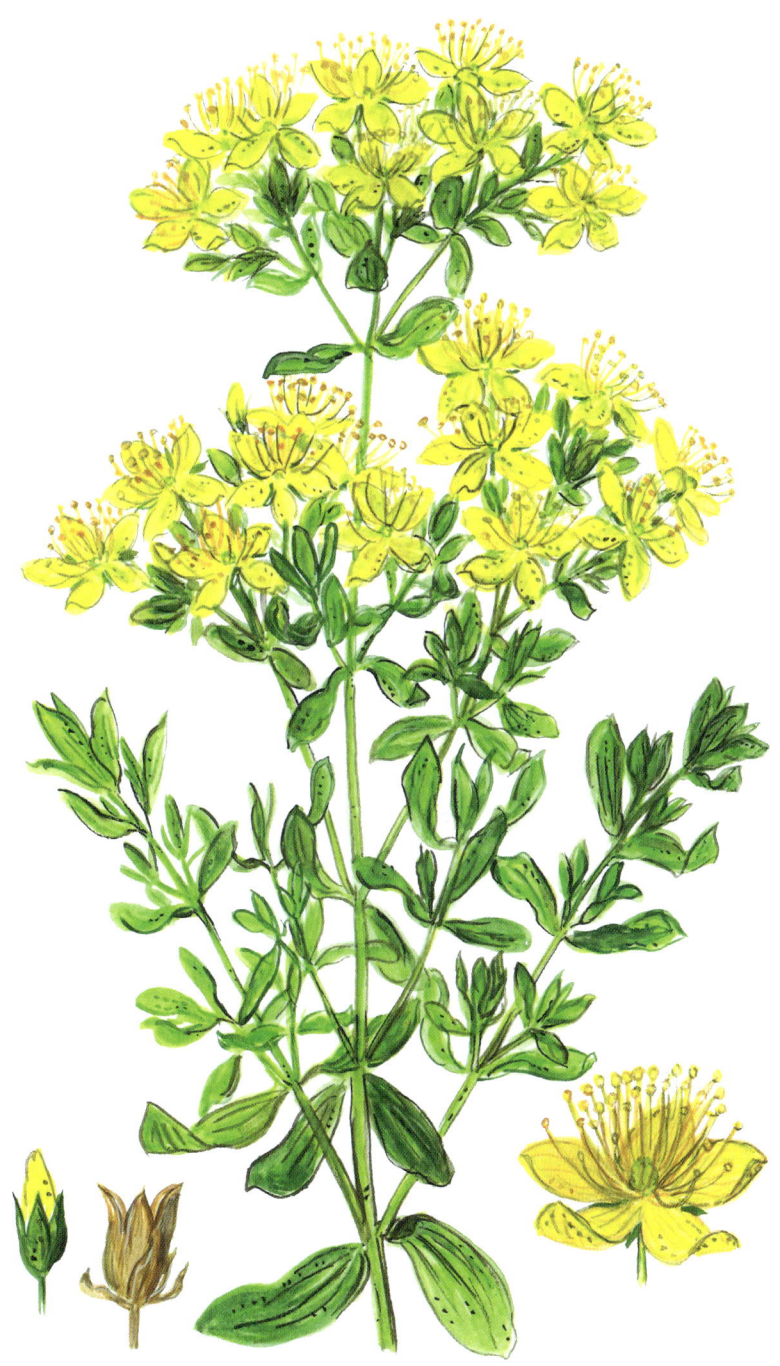

Kamille

(Matricaria chamomilla)

○ **Standort:** Gedeiht auf sonnigen, durchlässigen und sandigen Böden, ursprünglich aus Süd- und Osteuropa, heute in ganz Europa, Nordamerika, Asien und Australien beheimatet

∼ **Duft:** Krautig-warm und süß

△ **Qualität:** Warm

⊙ **Organzurodnung:** Magen, Herz, Dickdarm

◊ **Säftebezug:** Wärmeregulierend und vermindert Feuchtigkeit

Wirkung auf geistiger und emotionaler Ebene: Die Kamille wirkt durch ihre zahlreichen Inhaltsstoffe – unter anderen Bitterstoffe, Flavonoide und Gerbsäure – zur Beruhigung bei Depressionen oder Schlafstörungen.

Wirkung auf körperlicher Ebene: Die Kamille gilt als antibakteriell, austrocknend, beruhigend, blutreinigend, harntreibend, krampflösend, menstruationsfördernd, milchbildend, schmerzlindernd, schweißtreibend und tonisierend. Ihre Anwendung ist sehr vielseitig und reicht von Asthma, Augenleiden, Blähungen, Druchfall und Entzündungen bis Nebenhöhlenerkrankungen und Zahnbeschwerden.

Räucherwerk: Verwendet wird die Blüte oder das ganze Kraut. Eignet sich sehr gut in Kombination mit Lavendel, Schafgarbe, Baldrian und Rose.

Traditionelle Nutzung

Die Kamille wurde sowohl von den Ägyptern als auch von den nordischen Völkern dem jeweiligen Sonnengott (Ra bzw. Baldur) gewidmet, wobei es sich in Ägypten wahrscheinlich nicht um die Echte Kamille, sondern um die Römische Kamille gehandelt haben dürfte.

Aus der Kamille werden vorwiegend **Tees** zubereitet, sie eignet sich aber auch zur Herstellung von **Tinkturen** oder als **Badezusatz**.

Freundliche Worte fand Sebastian Kneipp für die Kamille, denn das kleine unschein bare Pflänzchen wirkt vielseitig und umfangreich. Oder wie Kneipp es seinerzeit ausdrückte: »Kamillentee hilft gegen Grimmen.«

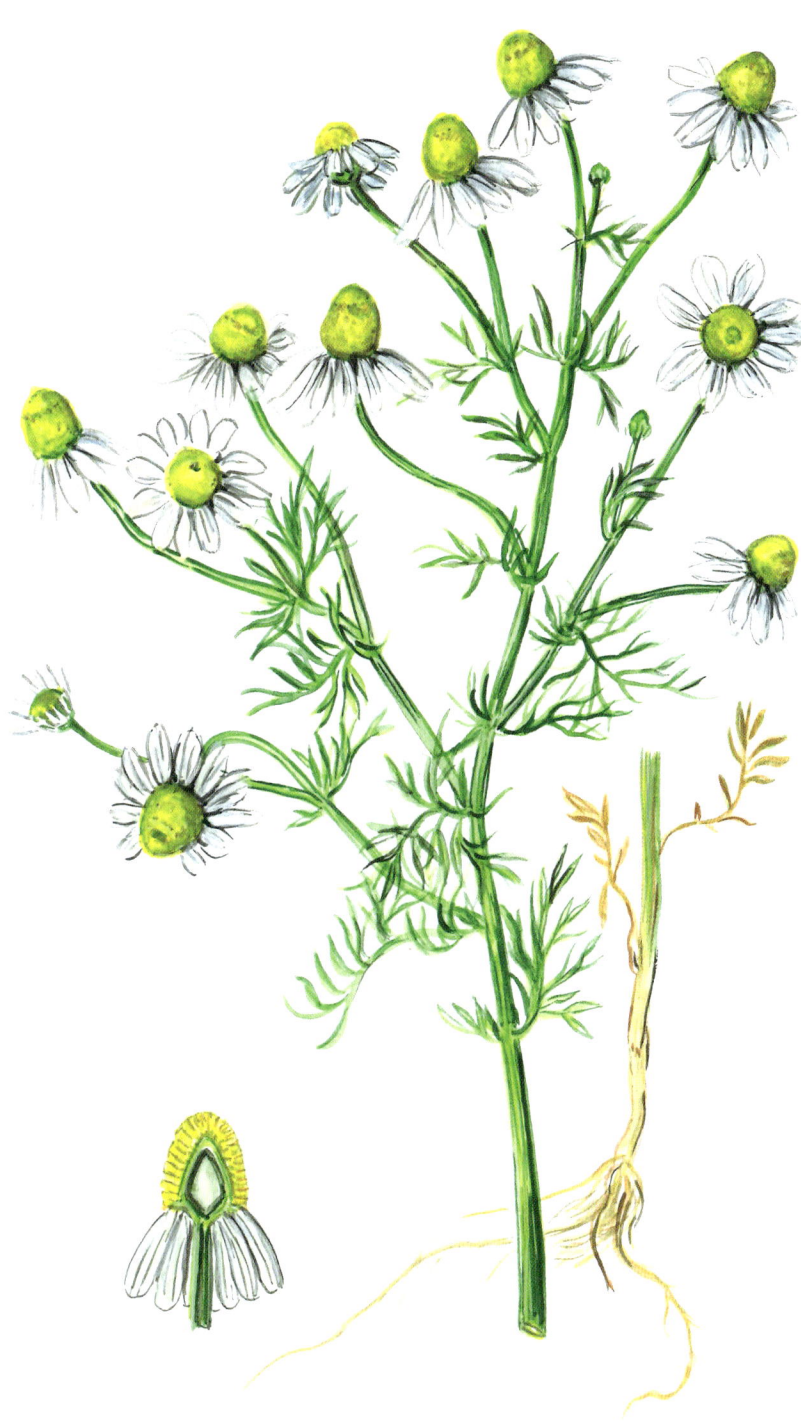

Kiefer
(Pinus sylvestris)

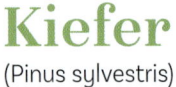

○ **Standort:** Gedeiht auf trockenen Böden. Die Waldkiefer wird auch Föhre, Forle oder Forche genannt. Weltweit sind etwa hundert Kiefernarten bekannt. Sie kommen in beinahe allen Teilen Europas und Asiens vor, überschreiten im Norden den Polarkreis, erreichen im Süden die Steppengebiete und finden sich im Gebirge in Höhenlagen bis zu 1800 Metern.

∼ **Duft:** Harzig-waldig mit einer warmen, balsamischen Note

△ **Qualität:** Warm und trocken

⊙ **Organzuordnung:** Lunge, Niere und Blase

◊ **Säftebezug:** Löst und leitet zähen Schleim aus.

Wirkung auf geistiger und emotionaler Ebene: Stärkt das Selbstvertrauen, erfrischend und aufbauend bei seelischer und körperlicher Erschöpfung, lässt einen durchatmen, unterstützt bei schwierigen Entscheidungen.

Wirkung auf körperlicher Ebene: Sanft erwärmend, entzündungshemmend, antibakteriell, schleimfördernd. Unterstützt die Heilung bei Erkrankungen der Atemwege, rheumatischen und neuralgischen Schmerzen, stärkt die Nierenenergie.

Räucherwerk: Man kann Harz, Holz und Rinde gemeinsam verwenden. Vor dem Räuchern im Mörser zerkleinern. Ideale Tage zum Ernten des Harzes sind die heißesten Tage im Sommer. Die Kiefer eignet sich gut für Räuchermischungen mit Weihrauch, Schafgarbe und Kampfer.

Traditionelle Nutzung

Im Volksmund wurde die Kiefer auch als Feuerbaum oder Fackelbaum bezeichnet, denn das Holz brennt lichterloh. Die Kiefer steht als immergrüner Baum für die ewig währende Kraft des Lebens. Bereits die alten Ägypter benutzten das Kiefernadelöl zum Einbalsamieren der Toten. Hippokrates verwendete das Öl für äußerliche Behandlungen von Geschwüren.

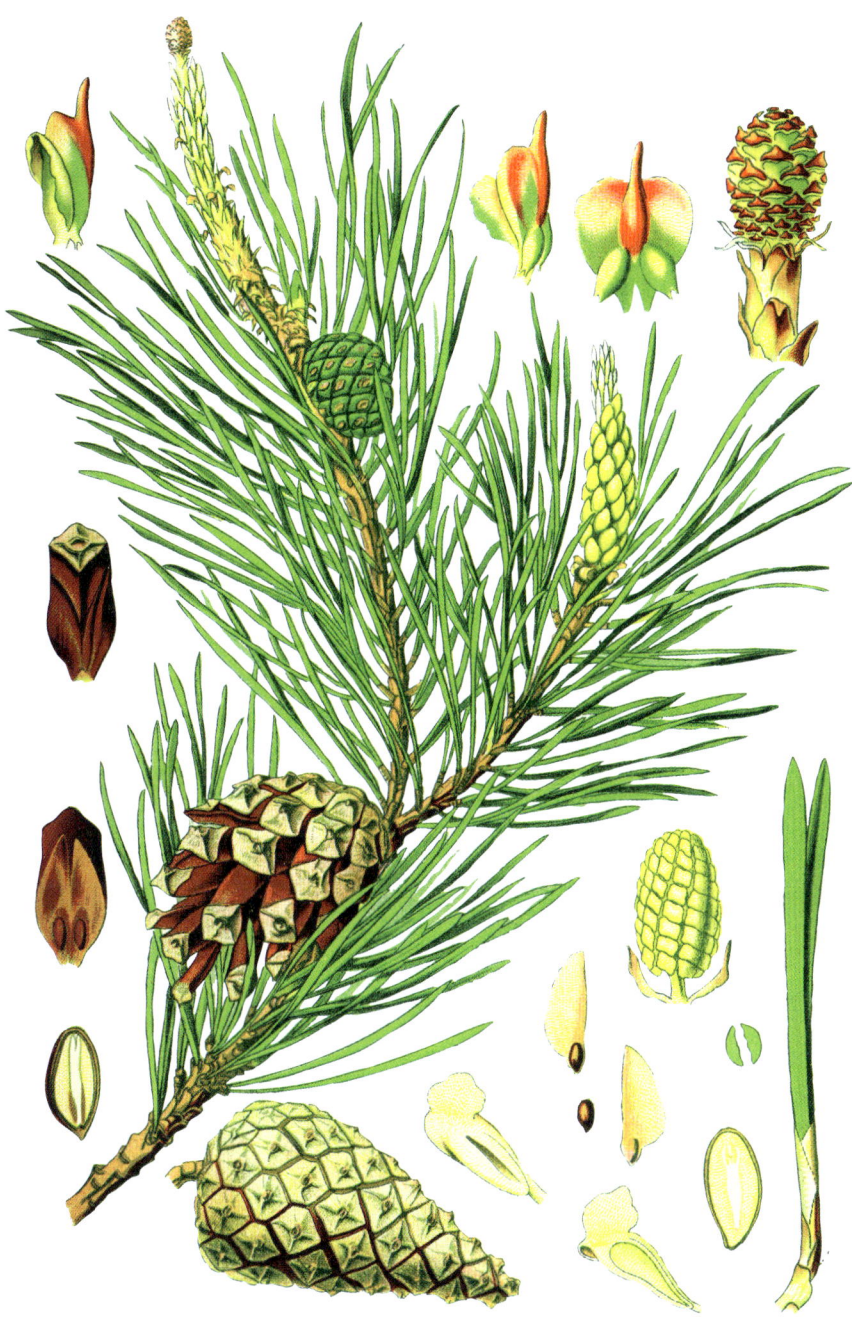

Königskerze

(Verbascum thapsiforme)

○ **Standort:** Gedeiht an Bahndämmen, auf Schutt und steinigen Hängen.

~ **Duft:** Fein, warm, honigartig

△ **Qualität:** Warm und trocken

⊙ **Organzuordnung:** Lunge

◊ **Säftebezug:** Klärt Hitze und das rechte Maß an Feuchtigkeit

Wirkung auf geistiger und emotionaler Ebene: Richtet von innen auf, baut bei Streit Spannungen ab, wirkt Elektrosmog entgegen, reinigt negative Energien in Räumen.

Wirkung auf körperlicher Ebene: Hilft bei Reizhusten und Heiserkeit, löst Bronchialschleim.

Räucherwerk: Man verwendet die im Sommer geernteten Blüten und Samen. Gut zu mischen mit Arnika, Johanniskraut und Wermut.

Traditionelle Nutzung

Die wahrhaft königliche Pflanzenkerze mit dem schillernden Blütengelb leuchtet einem aufmunternd von weitem entgegen. Sie wärmt und gibt Licht in Krisen. Kerzengerade erhebt sich die stattliche Pflanze weit über das Grün der anderen Pflanzen und sie wächst auch Menschen über den Kopf. Die Königskerze öffnet täglich nur ein paar zart duftende Blüten, die an langen Blütenständen in Büscheln vereint sind und nie alle auf einmal blühen. Kaum ist ein »Licht« erloschen, geht das nächste auf. Bevor die Königskerze erstmals blüht, nimmt sie sich ein Jahr Zeit, eine Blattrosette zu entwickeln. Die Blätter sind samtig weich in einen wolligen Haarpelz gehüllt. Dieser verhalf der Königskerze zum Namen Wollkraut. Sie heißt auch Wetterkerze, weil der Volksglaube meinte, dass sie das Haus vor Blitzschlag schütze.

Hildegard von Bingen schrieb:

»Wer ein schwaches und trauriges Herz hat, soll Königskerzen zusammen mit Fleisch, Fisch oder Kuchen kochen und essen, dann wird sein Herz wieder gekräftigt und wieder freudig werden. Wer in der Stimme, in der Kehle heiser ist und in der Brust Schmerzen hat, der koche Königskerze und Fenchel in gleichen Teilen mit gutem Wein. Abseihen und oft trinken, dadurch wird die Stimme wiedererlangt und die Brust wird geheilt.«

Die Stängel der Pflanze wurden in Öl, Harz, Pech oder Wachs getaucht und dienten als Fackeln. Zu Mariä Himmelfahrt am 15. August ist die Königskerze, auch Marienkerze genannt, das prachtvolle Mittelstück der **Kräuterbüschel**, die Mensch und Tier vor Krankheit bewahren sollen. Das vorjährige Kräuterbüschel wird in Haus, Hof und Stall verräuchert.

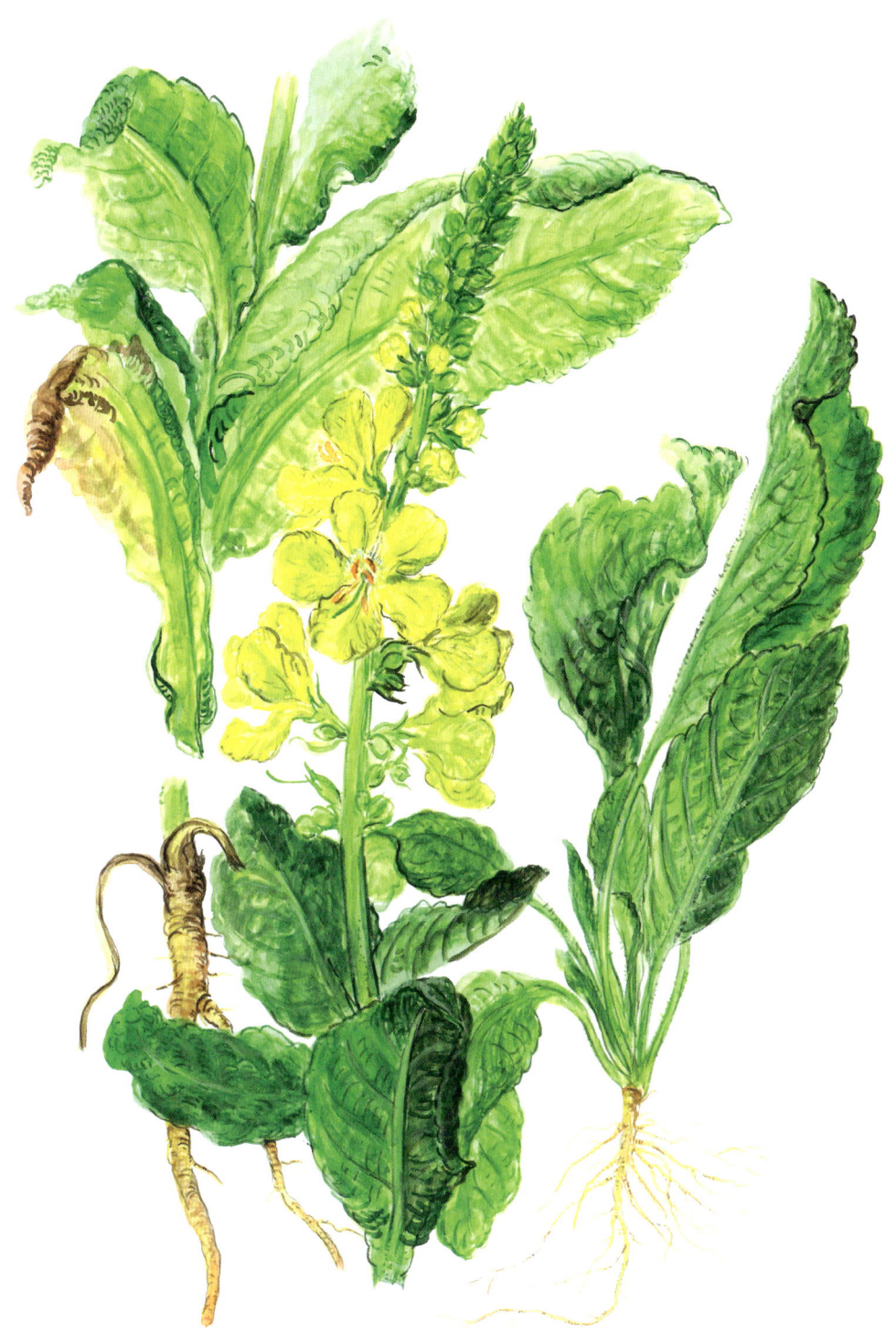

Lavendel

(Lavandula angustifolia)

○ **Standort:** In Gärten und lichten Laub-wäldern

∼ **Duft:** Aromatisch frisch, süß

△ **Qualität:** Warm und trocken

⊙ **Organzuordnung:** Herz, Leber

◊ **Säftebezug:** Klärt kaltes Phlegma

Wirkung auf geistiger und emotionaler Ebene: Lavendel wurde auch Muttergottes-pflanze genannt, die Körper, Geist und Seele rein wäscht, böse Geister und unreine Gedanken vertreibt. Besänftigt, wirkt klärend und ausgleichend. Beruhigt die Nerven, fördert den Schlaf.

Wirkung auf körperlicher Ebene: Lavendelblüten wirken leicht beruhigend auf das Zentralnervensystem und sind außerdem reinigend und desinfizierend.

Räucherwerk: Man erntet Blüten und Blätter an sonnigen Vormittagen im Sommer. Zum Mischen eignen sich Rose und Melisse. Geräuchert wird zur Segnung von Kindern und Säuglingen, um das »dritte Auge« zu öffnen und für klare Visionen.

Traditionelle Nutzung

Seit Jahrtausenden verzaubert Lavendel mit seinen duftenden blauen Blüten die Men-schen. Die Römer parfümierten ihr Badewasser mit diesem Duftkraut und wuschen auch ihre Kleider in Lavendelsud. Ein anstrengender Tag ohne entspannendes Laven-delbad war für viele Römer kaum vorstellbar. Die römischen Soldaten verwendeten ihn als Wundarznei und zur Beruhigung der Nerven. Auch Paracelsus verwendete die Heil-pflanze als Nervenmittel.

Hildegard von Bingen empfahl:

> »Der Lavendel ist warm und trocken, seine Wärme ist gesund. Wer Lavendel in Wein kocht oder, wenn er keinen Wein hat, mit Honig und Wasser kocht und so lau oft trinkt, der mildert den Schmerz in der Leber und in der Lunge.«

Heute nutzt man die desinfizierenden und entspannenden Eigenschaften des Lavendels in der pharmakologischen Duftheilkunde. Er wirkt antibakteriell, antiviral, entzündungs-hemmend, pflegend und beruhigend, ohne müde zu machen. **Tee** aus den Blüten wird bei innerer Unruhe, nervöser Erschöpfung, Einschlafstörungen, Herzklopfen und Alters-schwäche empfohlen. Er gehört zu den krampflösenden, blähungstreibenden Magenmit-teln. Im Garten verbreitet er nicht nur aromatischen Duft und mediterrane Schönheit, er eignet sich auch zur Abwehr von Mücken. Zur **Haut-** und **Haarpflege** wird sein ätheri-sches **Öl** als **Badeöl** und **Seife** verwendet. Ich empfehle Lavendel auch bei Nagelpilz und

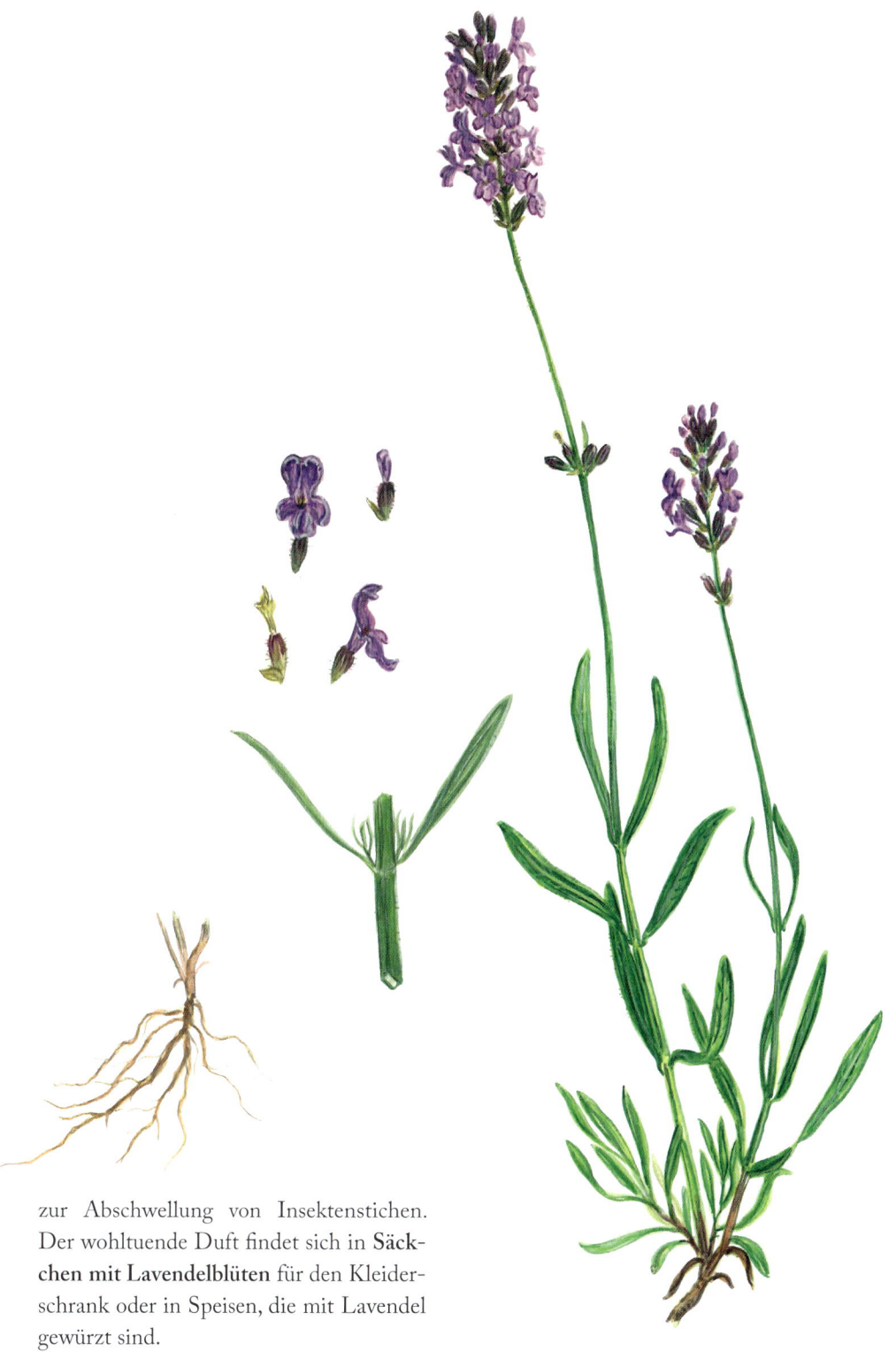

zur Abschwellung von Insektenstichen.
Der wohltuende Duft findet sich in **Säck-
chen mit Lavendelblüten** für den Kleider-
schrank oder in Speisen, die mit Lavendel
gewürzt sind.

Löwenzahn

(Taraxum officinale)

○ **Standort:** Gedeiht an Quellen, Bächen und auf Wiesen

∼ **Duft:** Herber Geruch der zerkleinerten Wurzel

△ **Qualität:** Kalt und trocken

⊙ **Organzuordnung:** Leber, Magen

◊ **Säftebezug:** Kühlt die überhitzte Gelbgalle

Wirkung auf geistiger und emotionaler Ebene: Hilft Verborgenes und Unbewusstes ans Licht zu holen, kann die Hellsichtigkeit fördern, ist eine starke Schutzpflanze.

Wirkung auf körperlicher Ebene: Harntreibend, kühlend, trocknend, entschlackend, wird bei chronischen Entzündungen der Atemwege und zur Blutreinigung eingesetzt, bei Magen- und anderen Geschwüren.

Räucherwerk: Zum Räuchern verwendet man die zerkleinerte Wurzel, die im September/Oktober ausgegraben wird. Löwenzahn eignet sich gut als Räucherpflanze für Samhain/Allerheiligen in Kombination mit Mistel, Eisenkraut, Holunder, Weihrauch, Johanniskraut und Iriswurzel.

Traditionelle Nutzung

Im Volksmund hat der Löwenzahn etwa 500 verschiedene Bezeichnungen wie Teufelsblume, Pfaffenplatte und – wegen seiner harntreibenden Wirkung – auch Pissblume. Heute nennt man ihn auch Puste-, Butter- sowie Kuhblume. Die Bezeichnung Löwenzahn erhielt die Pflanze ihrer gezähnten Blätter wegen, sie geht auf den lateinischen Begriff »dens leonis« (= Zahn des Löwen) zurück.

Taraxum officinale kommt ursprünglich aus dem Griechischen: »Taraxis« bedeutet »Augenentzündung« und »akeomai« steht für »ich heile«. Löwenzahn wurde in der Antike als Augenheiler genutzt. Seine gelbe Farbe wird in den Analogiclehren mit der Galle und Leber in Verbindung gebracht, darum war die Pflanze im Mittelalter eines der wenigen Mittel gegen Gelbsucht.

In der Volksheilkunde wird der Saft als Warzenmittel gelobt.

»Trotz deiner schönen Blumen will dich keine Vase haben.
Doch für den kranken Menschen schenkst du wundervolle Gaben.«
Pfarrer Hermann Wagner über den Löwenzahn

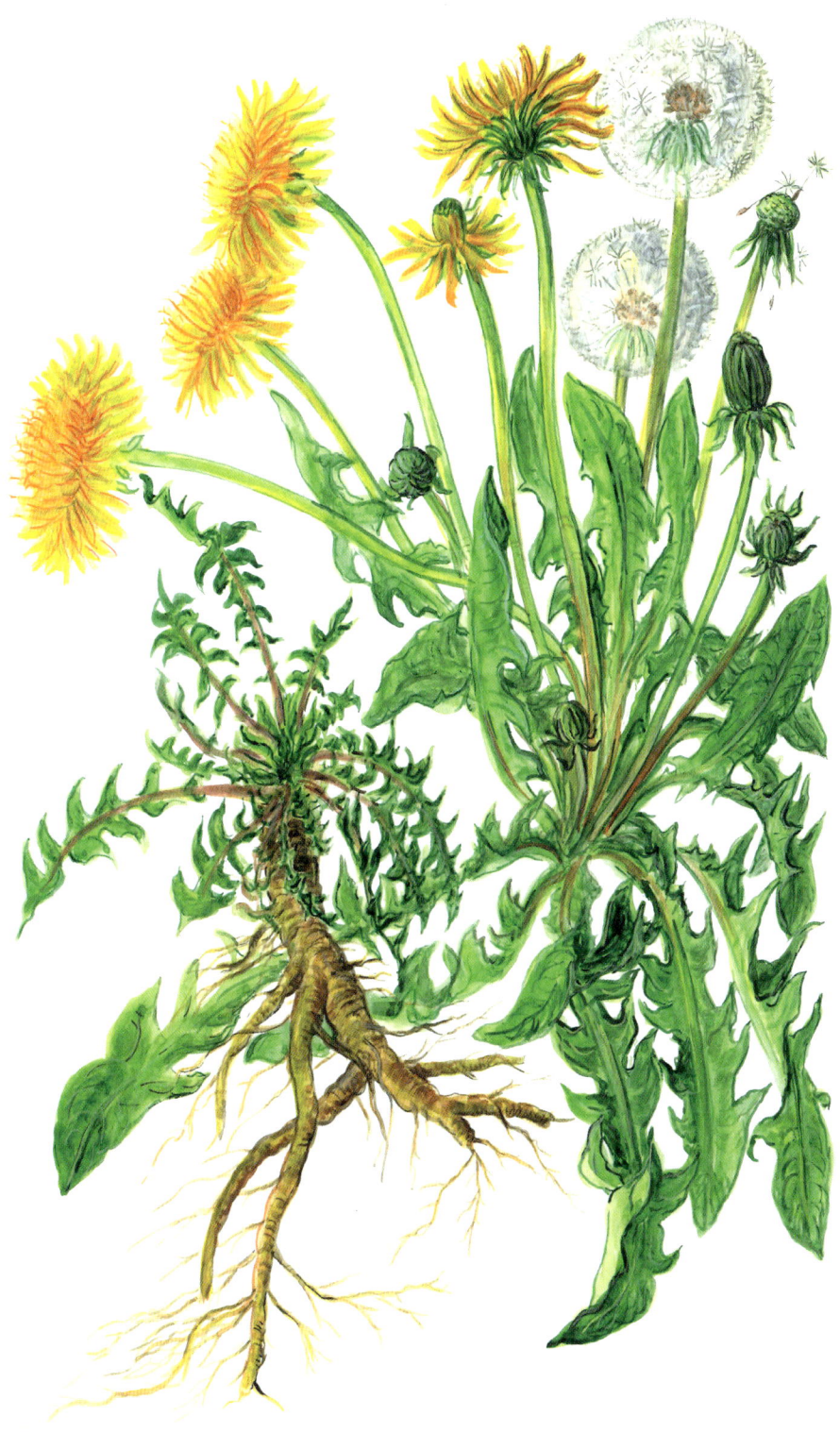

Mädesüß

(Filipendula ulmaria)

○ **Standort:** Wächst auf feuchten Wiesen und an Flussufern

∼ **Duft:** Frisch, zart-süß, mit bittermandelartigem Geruch, beim Räuchern würzig

△ **Qualität:** Kalt und trocken

⊙ **Organzuordnung:** Leber, Niere, Gallenblase, Dickdarm, Magen

◊ **Säftebezug:** Dämpft gelbgallige Hitze

Wirkung auf geistiger und emotionaler Ebene: Hilft allen, die sich zu viel sorgen, schafft eine angenehme und ruhige Stimmung, eignet sich sehr gut als Ritualpflanze. Steht für Neuanfang.

Wirkung auf körperlicher Ebene: Verteilend und aufweichend bei zähem Schleim, ausleitend, trocknend und kühlend, entzündungshemmend, fiebersenkend. Bei Erkältungskrankheiten, Migräne, Kopfschmerzen, Gicht und Rheuma.

Räucherwerk: Verwendet werden zum Räuchern hauptsächlich die Blüten. Um den Duft zu intensivieren, können die Blüten auch mit Blättern und Stängeln vermischt werden. Mädesüß lässt sich auch sehr gut kombinieren mit Holunder, Lavendel und Fichte.

Traditionelle Nutzung

Der Name Mädesüß stammt vermutlich aus dem Englischen und bedeutet so viel wie »meadow sweet« (süße Wiese). Bei den Kelten galt die Pflanze als eine der heiligsten. Die Wirkung beruht auf der in der Pflanze enthaltenen Salicylsäure. Bis zur synthetischen Herstellung lieferte das Mädesüß den Rohstoff für Aspirin.

Der deutsche Naturforscher, Arzt und Botaniker Adam Lonitzer (1528–1586) empfahl das Mädesüß gegen Menstruationsbeschwerden und zur Anregung der Darmsekretion sowie des Gallenflusses.

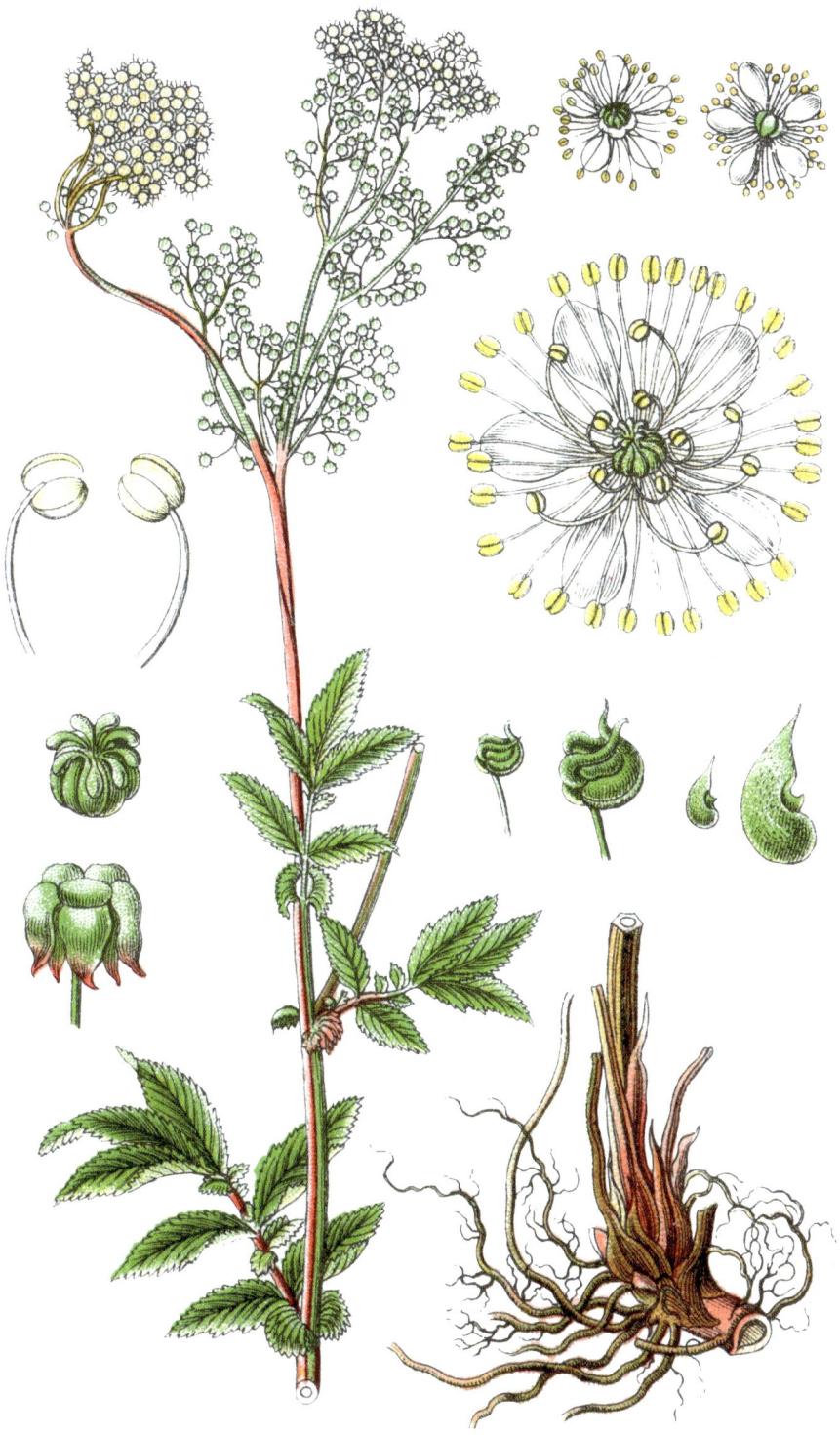

Melisse

(Melissa officinalis)

○ **Standort:** Gedeiht in Gärten und in sonniger windgeschützter Lage

∼ **Duft:** Aromatisch, nach Zitrone

△ **Qualität:** Warm und trocken

⊙ **Organzuordnung:** Leber, Magen, Herz

◊ **Säftebezug:** Entfernt melancholische Feuchte, reinigt das Blut von Melancholera

Wirkung auf geistiger und emotionaler Ebene: Hellt melancholische Stimmungen auf, lindert Stressfolgen, hilft die innere Balance zu finden und bei Liebeskummer.

Wirkung auf körperlicher Ebene: Wird bei nervös bedingten Leiden von Herz, Magen und Darm empfohlen.

Räucherwerk: Zum Räuchern nehmen wir die oberirdischen Teile, die Stängel und Blätter. Der feine Melissenduft verfliegt schnell beim Räuchern, daher kann man die Pflanze gut mit Harzen mischen.

Traditionelle Nutzung

Die Melisse mit ihrem Zitronenduft war bereits den Griechen und Römern als Bienenfutter, Heil- und Gewürzpflanze bekannt. Die Römer waren wohl die Ersten, die über die therapeutische Anwendung der Melisse schrieben. Sie wurde in erster Linie als Herz- und Magenmittel verwendet.

Hildegard von Bingen nannte die Melisse auch »Bienenauge« und meinte, dass sie das Herz glücklich mache, weil sie die Kräfte von 15 anderen Kräutern in sich trage.

Volkstümliche Namen wie Herztrost, Herzkraut oder Herzbrot zeugen von der Wirkung bei Herzkrankheiten und melancholischen Zuständen.

Auch Paracelsus wandte die Pflanze im Sinne der Signaturenlehre wegen ihrer herzförmigen Blätter bei Herzkrankheiten an:

»Melisse ist von allen Dingen, die die Erde hervorbringt, das beste Kraut für das Herz.«

Wohl am bekanntesten ist bis heute der »Klosterfrau-Melissengeist«, nach einer Rezeptur der Klosterapothekerin Maria Clementine Martin (Anfang des 19. Jahrhunderts). Er wirkt, wenn sich etwas »auf den Magen geschlagen hat«, bei Völlegefühl und/oder Nervosität.

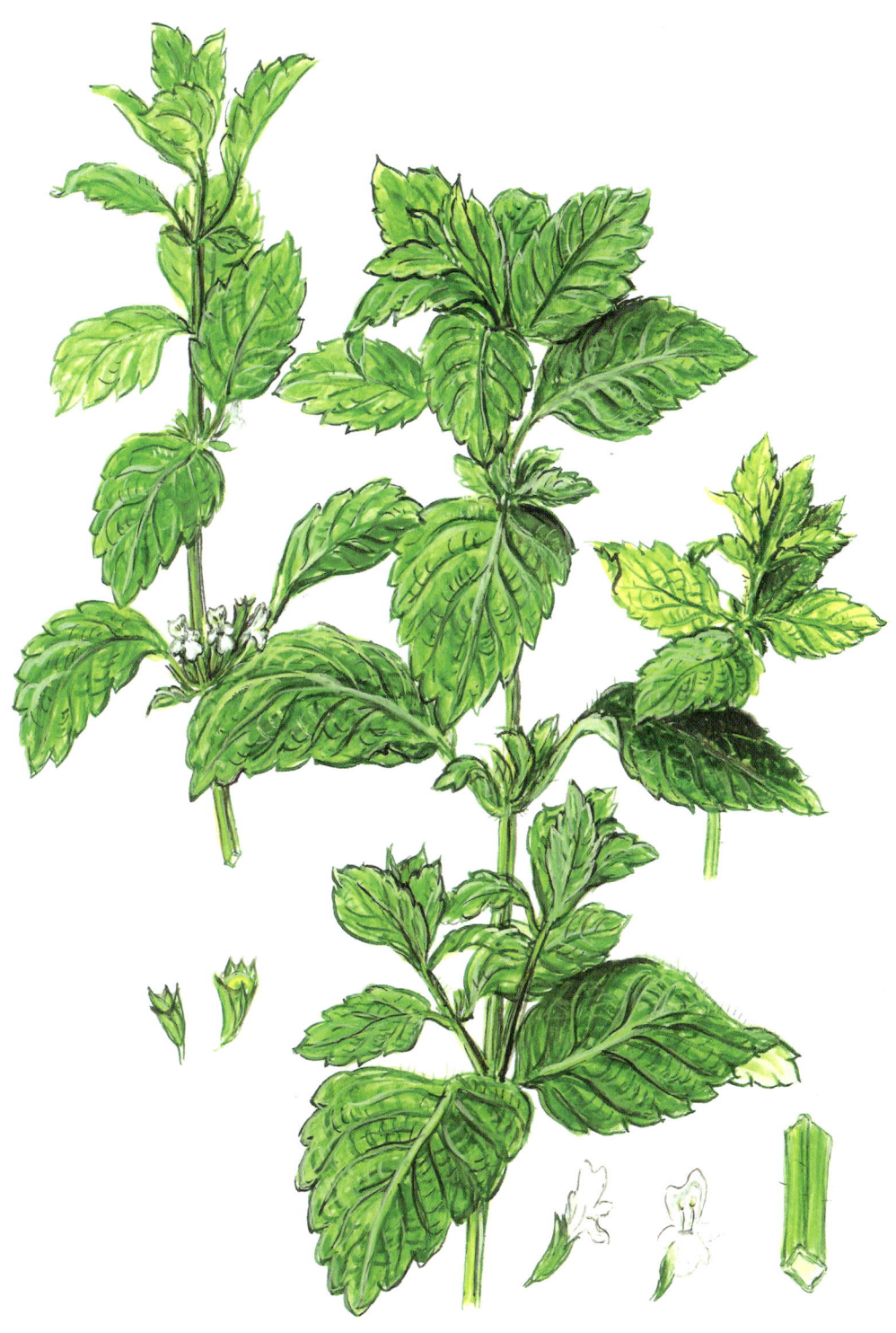

Mistel
(Viscum album)

◯ **Standort:** Wächst auf Bäumen

〜 **Duft:** Warm, krautig-würzig

△ **Qualität:** Neutrale Wärme und feucht

⊙ **Organzuordnung:** Herz, Niere, Leber

◊ **Säftebezug:** Entfernt melancholische Feuchte, reinigt das Blut von Melancholera

Wirkung auf geistiger und emotionaler Ebene: Verwandelt negative Schwingungen in lichte, höhere. Bringt Licht ins Unbewusste, beruhigt das Nervensystem.

Wirkung auf körperlicher Ebene: Die Mistel reguliert den Kreislauf und senkt geringfügig den Blutdruck, wirkt zellregulierend und immunstimulierend.

Räucherwerk: Zum Räuchern schneiden wir die Mistel zwischen Herbst und Frühjahr vom Baum und verwenden Stängel und Blätter. Gut zu mischen mit Eisenkraut und Harzen. Zur Wintersonnenwende – vom 21. auf den 22. Dezember – wird die Pflanze gerne geräuchert. Mistelräucherungen können mit ihrer förderlichen Energie den Weg zu neuer, guter Entwicklung und Gesundheit weisen.

Traditionelle Nutzung

Die Mistel wird in der Literatur als Halbschmarotzer geführt, sie lebt mit dem Baum aber in Symbiose. Der Baum nährt die Mistel und die Mistel schafft für ihn ein erträgliches Umfeld.

»Druidenfuß, Heil aller Schäden« – die Mistel trägt viele Namen. Der Halbschmarotzer wächst gegen die Zeit und bildet im Winter giftige Früchte aus. Zur Wintersonnenwende schnitten die Druiden die Mistel mit goldenen Sicheln und fingen sie in weißen Tüchern auf, damit sie nicht den Boden berührte. Sie wurde zu Heil- und Zaubertränken verarbeitet. Ein Kuss unter dem Mistelzweig verspricht noch heute Liebesglück und Fruchtbarkeit. Ein Mistelzweig, am 21. Dezember geschnitten und über der Haustüre aufgehängt, soll Hof und Tiere vor Krankheit schützen und reiche Ernte bringen. Mit Misteln als Donner- oder Hexenbesen unter dem Dach will man Feuer fernhalten.

Der Naturhistoriker Plinius der Ältere verfasste in der Naturalis Historia Band XVI, 249–251 folgende Zeilen zum keltischen Mistelkult:

»Nichts hatten die Druiden, so nannten sie ihre Priester, was ihnen heiliger gewesen wäre, als die Mistel und den Baum, der sie trägt. ... Es ist ein Zeichen vom Himmel, das gesandt wurde, und sie denken dies als einen Nachweis an, dass Gott selbst sich diesen Baum erwählt habe.«

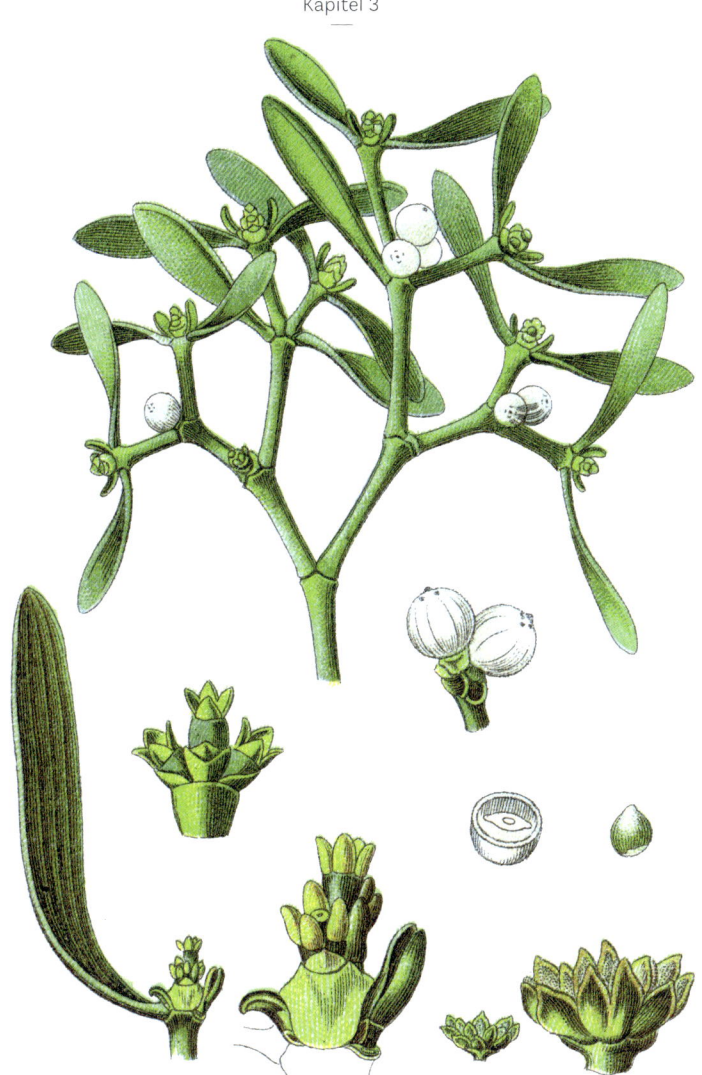

Auch bei den Römern galt sie als Heil- und Fruchtbarkeitspflanze. Mistelzweige waren ein Friedenssymbol, sollten Glück bringen und böse Geister abwehren. Ein uralter Brauch ist es auch, zur Adventzeit Misteln über die Eingangstüren zu hängen, um Böses fernzuhalten und dem Glück Einlass zu gewähren.

Der Mistel wird krampflösende, blutzuckersenkende und blutstillende Wirkung zugeschrieben. Sie wird aber auch bei Kopfschmerzen, Migräne, Konzentrationsschwäche und Schwindel eingesetzt. Ihre ausgleichende Wirkung macht die Mistel zu einem hervorragenden Herz- und Kreislaufmittel. Die heilwirkende Mistel für Tee, Tinkturen und Räucherungen soll übrigens vom Apfelbaum kommen.

Teezubereitung: Gesammelt werden die kleinen Mistelzweige mit Blättern von Mitte Oktober bis Mitte Dezember und von März bis April. Man setzt sie kalt an, weil durch das Erwärmen die Heilwirkung nachlässt. 2 TL Mistelblätter mit 250 ml kaltem Wasser ansetzen und 6–8 Stunden ziehen lassen.

Quendel

(Thymus pulegioides)

- ◯ **Standort:** Gedeiht an sonnigen Waldrändern, auf Trockenrasen, Felsen und an Ameisenhaufen
- ∼ **Duft:** Herb, krautig-würzig
- △ **Qualität:** Warm und trocken
- ⊙ **Organzuordnung:** Magen, Niere, Lunge
- ◊ **Säftebezug:** Verdünnt, verzehrt und wärmt kaltes Phlegma

Wirkung auf geistiger und emotionaler Ebene: Stärkt das Selbstvertrauen und Durchhaltevermögen, regt die Kraft zur Abgrenzung an.

Wirkung auf körperlicher Ebene: gegen Husten, Magen- und Darmerkrankungen.

Räucherwerk: Zum Räuchern verwendet man die Blüten. Gut zu mischen mit Lavendel, Fichtenharz, Melisse, Spitzwegerich, Schlüsselblume, Tausendgüldenkraut, Rosmarin.

Traditionelle Nutzung

Der Quendel blüht zartrosa bis violett. Er bildet ganze Teppiche an Wegrändern und trockenen Orten. Sein unverkennbarer herb-würziger Duft ist von weitem wahrnehmbar. Der Quendel ist der wildwachsende Bruder des Gartenthymians und wird auch Feldthymian, Sandthymian, Geschwulstkraut oder Wilder Thymian genannt.

Die heilende Wirkung des Quendels gegen Lungen- und Bronchienleiden wurde erst im Mittelalter bekannt und geschätzt. Benediktinermönche brachten ihn nach Deutschland, wo er in den Klostergärten angebaut wurde. Hildegard von Bingen empfahl den Quendel bei Atemnot, Asthma und Keuchhusten.

In der Naturheilkunde lässt sich die Heilpflanze fast genauso verwenden wie Thymian. Der Quendel hat eine krampflösende, desinfizierende und schleimlösende Wirkung und hilft bei Hustenreiz, Keuchhusten oder Asthma. Er gilt auch als ausgesprochenes Frauenkraut gegen Menstruationskrämpfe und zur Regulierung der Monatsblutung.

Der Quendel beruhigt und sorgt dafür, dass man leichter ein- und besser durchschläft.

Äußerlich nutzt man einen **Aufguss** bei Entzündungen der Haut, Prellungen und Quetschungen. **Quendel-Hydrolat** ist gut bei Akne, unreiner Haut und bei Neurodermitis zur Juckreizlinderung. Als **Speisenwürze** macht er Gerichte bekömmlicher.

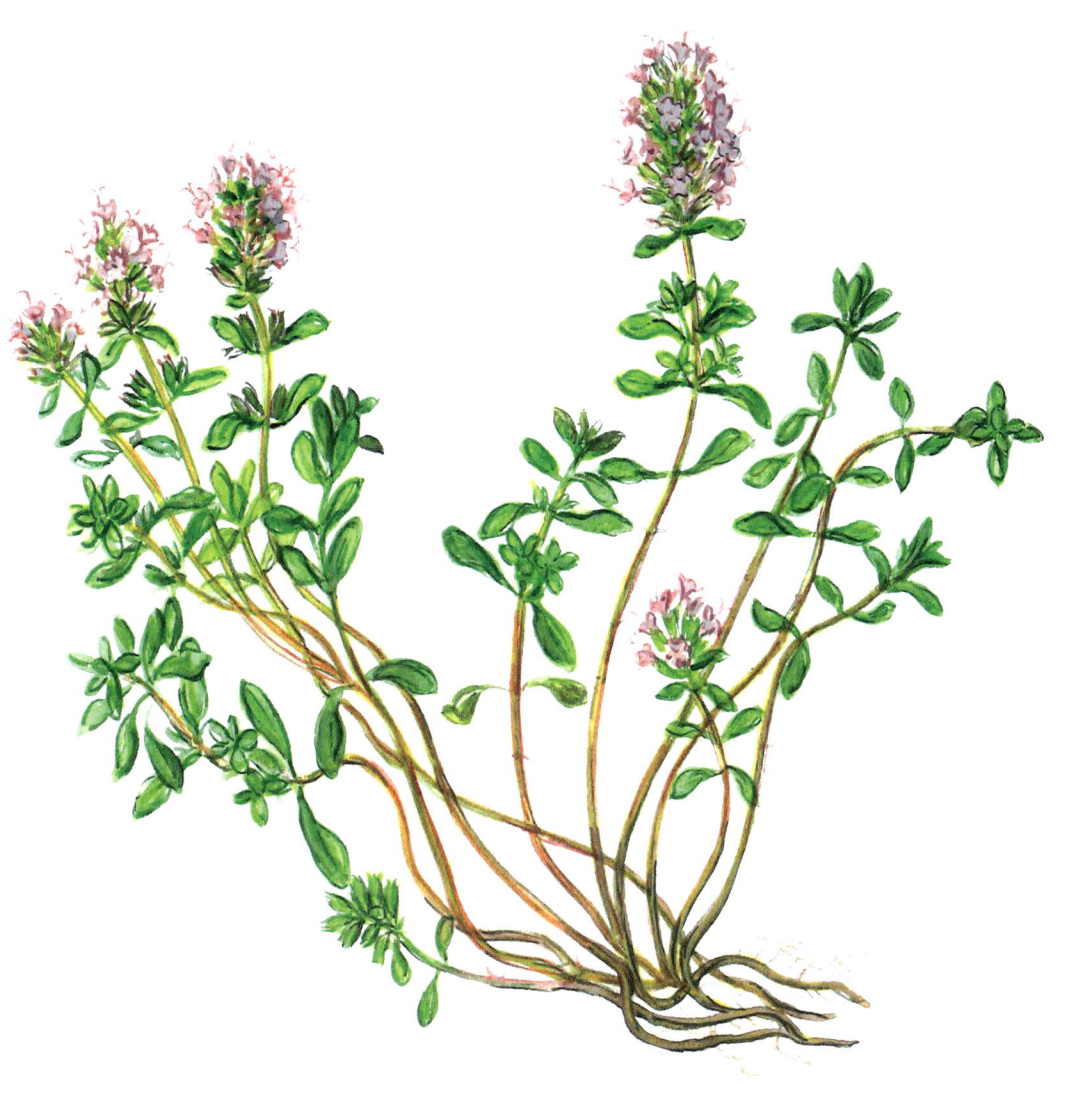

Rose

(Rosa gallica, Rosa canina u. a. Arten)

○ **Standort:** Wächst hauptsächlich in Gärten

∼ **Duft:** Blumig-süß

△ **Qualität:** Kalt und trocken

⊙ **Organzuordnung:** Herz, Magen

◊ **Säftebezug:** Klärt Sanguis-Hitze

Wirkung auf geistiger und emotionaler Ebene: Öffnet das Herz, fördert Harmonie in Beziehungen, wirkt aphrodisierend. Weiht und segnet.

Wirkung auf körperlicher Ebene: Wird vorwiegend bei Haut- und Schleimhautentzündungen genutzt.

Räucherwerk: Man erntet die Blütenblätter kurz nach dem Aufblühen. Wenn man beim Räuchern einen intensiveren Rosengeruch möchte, kann man ätherisches, naturreines Rosenöl auf etwas Sandelholz geben. Gut zu mischen mit Lavendel, Kamille, Salbei, Sandelholz, Weihrauch und Myrrhe.

Traditionelle Nutzung

Die unendlich scheinende Vielfalt der Blüten und ihr bezaubernder Duft machen die Rose zur Königin der Blumen. Die griechische Dichterin Sappho (etwa 600 v. Chr.) schrieb:

»Wenn Zeus den Blumen eine Königin geben wollte,
müsste die Rose diese Krone tragen.«

Die gesundheitsfördernden Kräfte und die harmonisierende Wirkung der seit der Antike bekannten Damaszener Rose machten diese zur Heilpflanze des Jahres 2013.

Im Mittelalter wurde die Rose auch Apothekerrose genannt, da sie von Apothekern und in Klöstern angebaut wurde. Die Rose gilt als Universalmittel der Pflanzenheilkunde und kann sowohl innerlich als auch äußerlich angewendet werden. Es können alle duftenden, ungespritzten Rosen verwendet werden, die im Garten wachsen. Den Rosenduft bewirken die ätherischen Öle in den Rosenblättern. Man sollte die Rose am frühen Morgen ernten, da ist das meiste ätherische Öl in den Blättern enthalten. Das ätherische Öl und die Gerbstoffe der Rose wirken entzündungshemmend, antibakteriell und fiebersenkend. So können Sie bei Insektenstichen die Blütenblätter in der Hand zerreiben und direkt auf den Stich legen. Schwellung und Juckreiz gehen rasch zurück. **Zerriebene Rosenblätter** können auch bei Ekzemen und kleineren Hautverletzungen angewendet werden.

Die stimmungsaufhellende und harmonisierende Wirkung der Rose entfaltet sie auch beim Räuchern mit ihrem zarten, süßen, sinnlichen Duft. Eine **Räucherung mit**

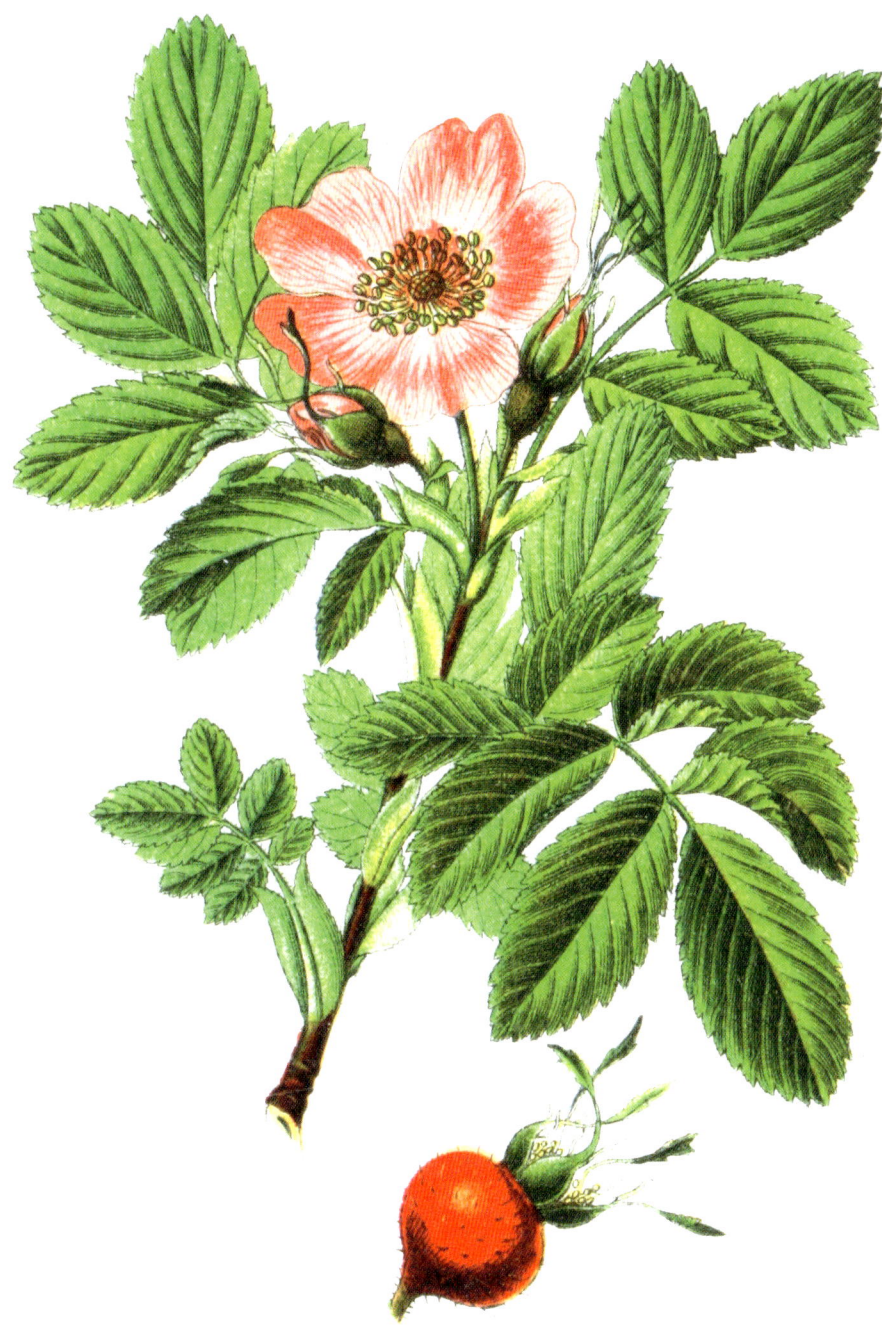

Rosenblütenblättern vertreibt negative Energie, schenkt innere Ruhe, wirkt entspannend und gleichzeitig belebend. Innere Blockaden können vorsichtig gelöst werden, so kommt die Energie wieder in Fluss. Gemeinsam mit Rosenblütenblättern verräucherter **Rosenweihrauch** verstärkt den Duft.

Rosmarin

(Rosmarinus officinalis)

○ **Standort:** Wächst an windgeschützten, sonnigen steinigen Berghängen oder in Gärten
~ **Duft:** Würzig-erfrischend
△ **Qualität:** Warm und trocken
⊙ **Organzuordnung:** Milz, Nieren, Gallenblase, Lunge, Herz
◊ **Säftebezug:** Fördert das Sanguis-Prinzip, entfernt grobe Feuchtigkeit aus dem Blut

Wirkung auf geistiger und emotionaler Ebene: Klärt den Geist, unterstützt Veränderung und Tatkraft, fördert das Loslassen in der Trauerarbeit, wirkt sich positiv auf die Konzentrationsfähigkeit aus und stärkt das Gedächtnis. Anregend bei Niedergeschlagenheit und Erschöpfung.

Wirkung auf körperlicher Ebene: Hilft bei Arthritis, gegen Bauchschmerzen, niedrigen Blutdruck, Neuralgien im Gesicht, Ischiasbeschwerden, Knochen- und Muskelerkrankungen, Prellungen, Schwindel und auch Verdauungsbeschwerden.

Räucherwerk: Zum Räuchern verwendet man die Blätter und Triebspitzen. Gut zu mischen mit Basilikum, Lavendel, Melisse, Thymian, Ysop, Wacholder und Weihrauch.

Traditionelle Nutzung

Der Name Rosmarin ist lateinisch (»ros marinus«) und bedeutet »Tau des Meeres«. In der Antike spielte der Rosmarin als Heilpflanze keine große Rolle; als Arzneipflanze ist er erst in der Klosterheilkunde wegen seiner verdauungsfördernden Wirkung hoffähig geworden. Im 16. Jahrhundert gab es das erste destillierte Parfüm aus Rosmarin. Die Pflanze wurde damals zur Stärkung des Gedächtnisses, zur Erhaltung jugendlicher Frische, als vorbeugendes Mittel gegen die Pest und als Mundwasser empfohlen.

Rosmarin wärmt besonders in der kalten Jahreszeit, schenkt Ausdauer, Mut, Kraft, Lebendigkeit genauso wie Beständigkeit. Zugleich ist er eines der wenigen Kräuter, die niedrigen Blutdruck ausgleichen, und Herz wie Kreislauf stärken.

Einst wurde Rosmarin bei Hochzeitszeremonien eingesetzt. Als Räucherpflanze begleitet Rosmarin vor allem Trauernde zurück zu Lebensfreude und Fröhlichkeit. Er verscheucht schwere Gedanken, öffnet das Herz, reinigt, schützt und ist für Menschen zu empfehlen, die schwer loslassen können und die hohe Ansprüche an sich selbst stellen. Rosmarin wird wegen der anregenden Wirkung auch gerne für Liebesräucherungen verwendet.

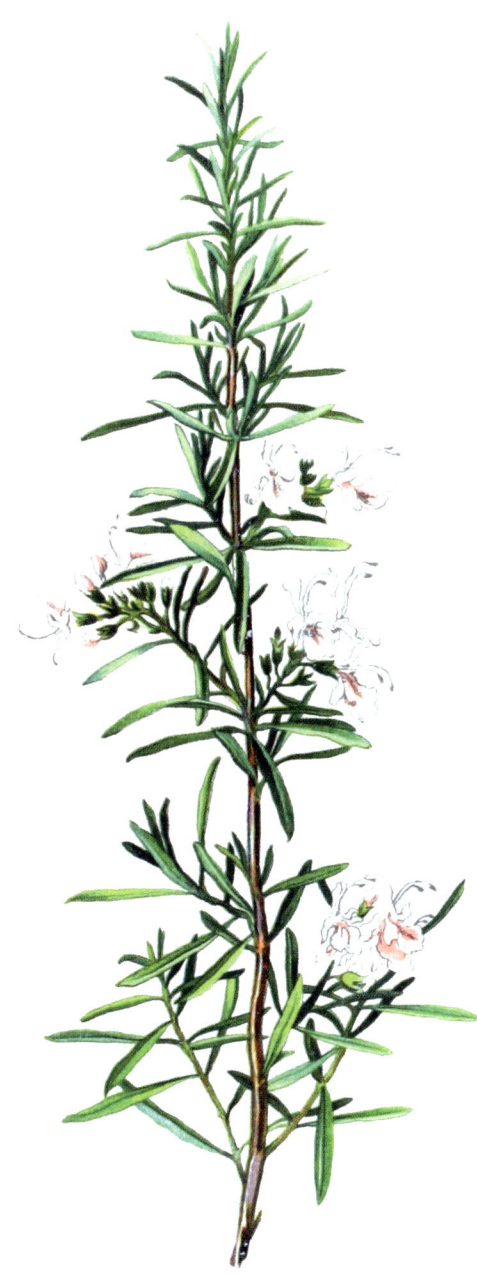

Salbei
(Salvia officinalis)

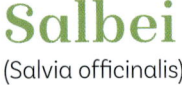

○ **Standort:** Stammt aus dem Mittelmeerraum und Salbei liebt steinig-trockenen Kalkboden

∼ **Duft:** Aromatisch, herb-harzig

△ **Qualität:** Warm und trocken

⊙ **Organzuordnung:** Lunge, Magen

◊ **Säftebezug:** Trocknet übermäßige Feuchtigkeit

Wirkung auf geistiger und emotionaler Ebene: Reinigt Häuser, Wohnungen und Räume, beseitigt negative Energie, steigert die Konzentration und verbessert das Gedächtnis.

Wirkung auf körperlicher Ebene: Die zusammenziehende und desinfizierende Wirkung des Salbeis wird bei Halsentzündungen und -schmerzen genutzt. Salbei ist auch schweißhemmend, wirkt antibakteriell, blutstillend, harntreibend, krampflösend, tonisierend.

Räucherwerk: Genauso wie den Beifuß kann man den getrockneten Salbei zusammenballen und räuchern - ohne Kohle. Man muss nur fleißig Luft zufächern. Gut zu mischen mit Beifuß, Lavendel und Rosmarin.

Traditionelle Nutzung

Schon allein der botanische Name »Salvia officinalis« weist auf seine Heilfähigkeit hin: Salvia kommt vom Lateinischen »salvare«, was »heilen« bedeutet, während »officinalis« auf eine arzneilich wirksame Pflanze hinweist. Der Salbei hatte im Mittelalter den Ruf, ewiges Leben zu bringen. Kein Wunder, dass die Mönche damals schrieben: »Cur moriatur homo, cui salvia crescit in horto?« – »Warum sollte ein Mensch sterben, dem Salbei wächst im Garten?«

Hildegard von Bingen beschrieb die Heilwirkung des Salbeis in ihrer *Physica*: »Er wächst mehr aus Sonnenwärme als Erdfeuchte und nützt gegen kraftlose Säfte, weil er trocken ist. Roh und gekocht ist er dem gut zu essen, welchen schädigende Säfte erschöpfen, da er diese aufzehrt.« Pfarrer Kneipp nannte den Salbei ein »Lebenselixier par excellence«.

Als Tinktur hilft Salbei äußerlich bei Insektenstichen und in alten Heilkräuterbüchern steht:

»Salbei heilt die Wunden der giftigen Thier Biß.«

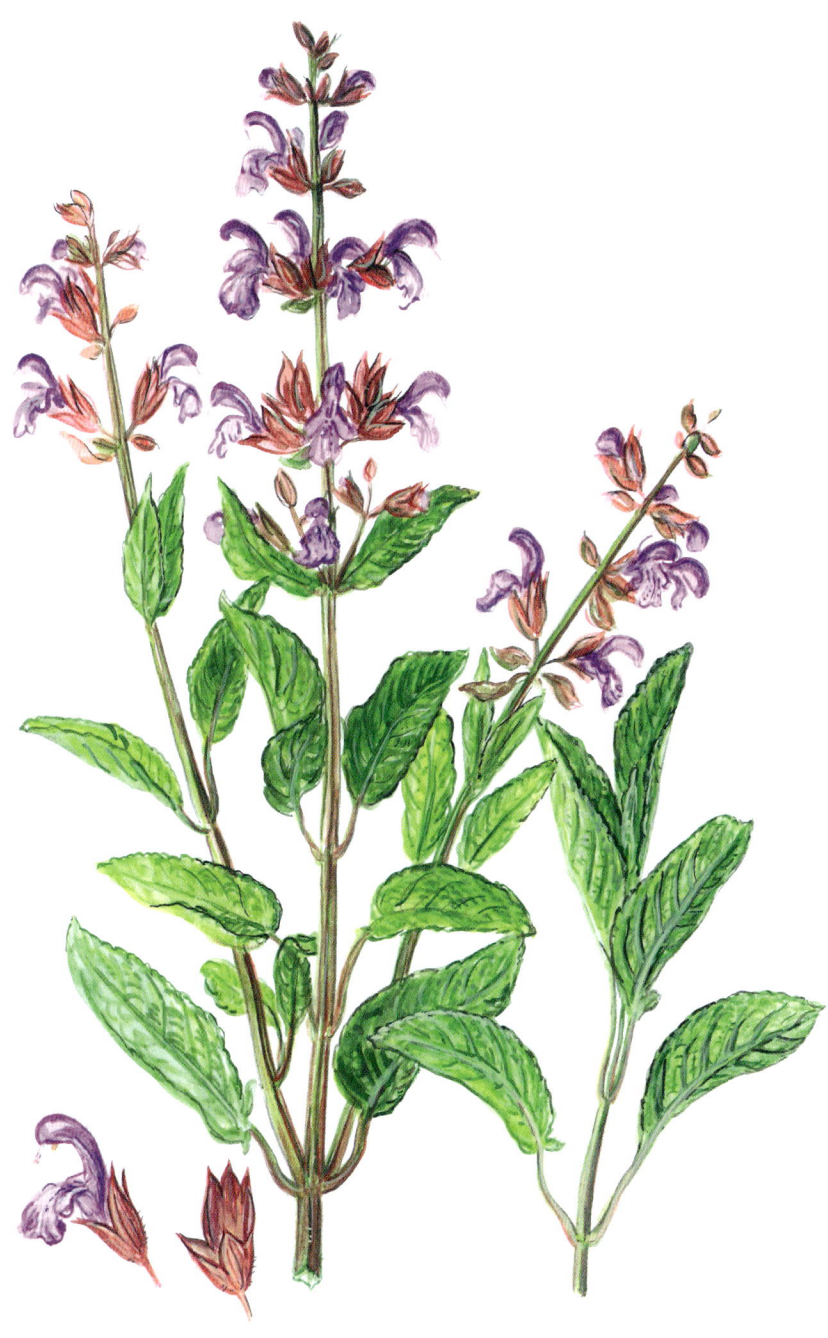

Schafgarbe

(Achillea millefolium)

○ **Standort:** Gedeiht an trockenen und sonnigen Standorten

∼ **Duft:** Leicht feinwürzig

△ **Qualität:** Warm und trocken

⊙ **Organzuordnung:** Milz, Leber, Herz, Blase

◊ **Säftebezug:** Wirkt anregend auf das Sanguis-Prinzip

Wirkung auf geistiger und emotionaler Ebene: Fördert Weisheit und Leichtigkeit, gibt Gelassenheit, stärkt die Intuition.

Wirkung auf körperlicher Ebene: Hilft Blutungen zu stillen, bei gynäkologischen Beschwerden und Verdauungsstörungen.

Räucherwerk: Zum Räuchern verwendet man die weißen Blüten und Stängel. Gut zu mischen mit Melisse, Muskatellersalbei, Lavendel und Kamille.

Traditionelle Nutzung

Die Schafgarbe schenkt viel Heilsames. »Garbe« bedeutet die Heilende, die vieles ausgleicht. Die Pflanze wurde im Mittelalter »Augenbraue der Venus« genannt. Zart geschwungen, filigran und anmutig – so sehen die jungen Blüten der Schafgarbe aus, verständlich, dass sie mit der Göttin der Liebe und Schönheit in Zusammenhang gebracht wurde. Die Schafgarbe hilft uns, wieder in unsere Mitte zu finden. Die Blüte der Schafgarbe erinnert an eine Dolde, aber bei näherem Betrachten erkennt man den Korb voller Einzelblüten, darum gehört sie zur Gattung der Korbblütler.

Hirten gaben das Kraut ihren Schafen, wenn sie krank waren, daher der Name Schafgarbe. Sie wurde Soldatenkraut genannt, weil sie die Heilung von Wunden beschleunigte.

Schon Pfarrer Kneipp schreibt in seinen Büchern: »Wüssten die Menschen, wie gesund Schafgarbe ist, ersparten wir uns viel Leid.« Hildegard von Bingen schätzte die Schafgarbe zur Blutstillung und Wundbehandlung.

Im Hochsommer, wenn die Pflanze in voller Blüte steht, besitzt sie die meiste Heilkraft. Wegen ihrer ausgleichenden Wirkung kann sie bei verschiedenen Beschwerden eingesetzt werden, vor allem als Frauenkraut. Bei Störungen der Monatsblutung und anderen Frauenbeschwerden bringt die desinfizierende, entzündungshemmende und krampflösende Pflanzenkraft oft Erleichterung.

Äußerlich angewendet für Umschläge und **Bäder** sowie als **Tee** ist Schafgarbe eine Wohltat für die Haut und den ganzen Körper.

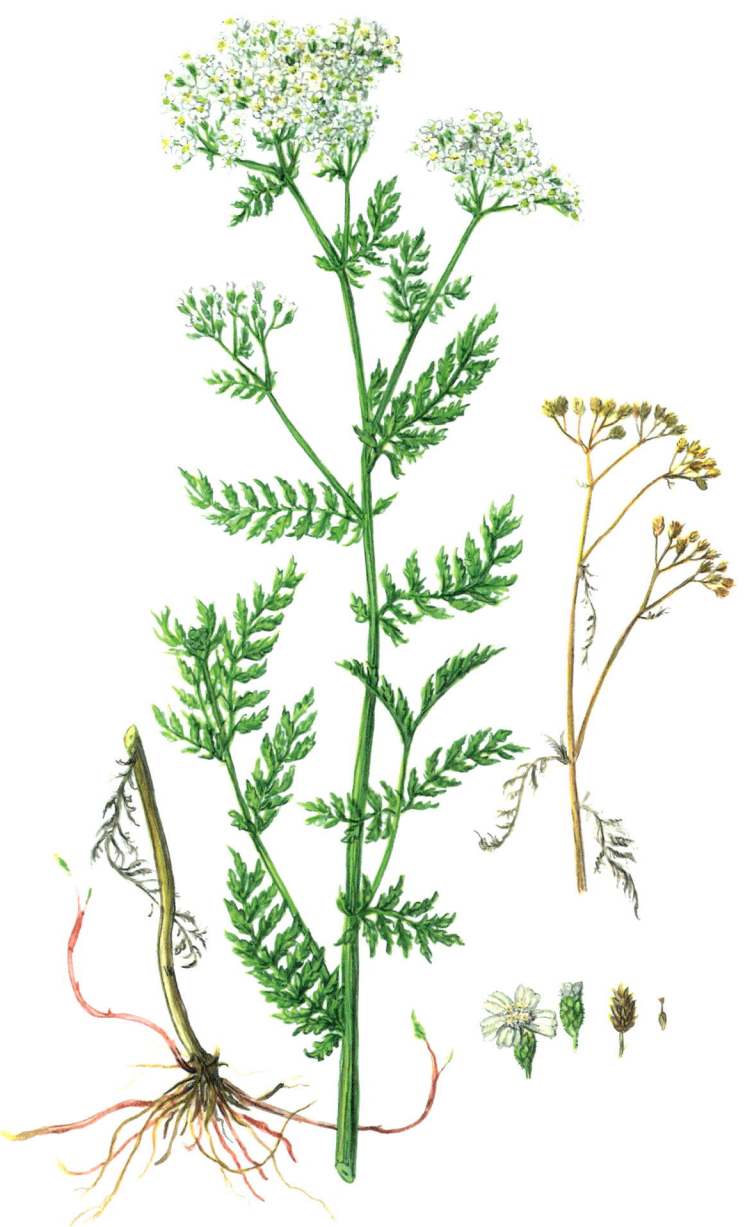

Kulinarisch nutzt man den leicht bitteren Geschmack der zarten jungen Blätter zur Verfeinerung von Salaten, Suppen, als Würze für Kräuterbutter, Aufstriche und fette Speisen, denn sie fördern die Fettverdauung.

Für **Tinkturen** und **zum Trocknen** verwendet man den oberen, nicht verholzten Teil mit Blüten. Das ätherische Öl und die Bitterstoffe machen die Schafgarbe zu einem aromatischen Heilmittel bei Verdauungsstörungen.

Veilchen

(Viola odorata)

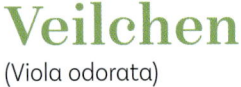

○ **Standort:** Gedeiht an Gräben und feuchten Wäldern.

∼ **Duft:** Blumig-kräftig

△ **Qualität:** Kalt und feucht

⊙ **Organzuordnung:** Lunge, Herz und Blase

◊ **Säftebezug:** Treibt die Gelbgalle aus, kühlt große Hitze und lindert Schärfen (ausscheidungspflichtige Stoffe)

Wirkung auf geistiger und emotionaler Ebene: Ist harmonisierend, belebend und vertreibt bedrückende Gedanken, unterstützt bei einer Meditation, die innere Ruhe zu finden, reinigt Räume, darf bei keiner Liebesräucherung fehlen.

Wirkung auf körperlicher Ebene: Auswurffördernd bei verschleimtem wie trockenem Husten, bei nervösen Leiden, Hautleiden, Nieren und Blasenentzündungen.

Räucherwerk: Verwendet werden die getrockneten Blüten. Das Veilchen harmoniert beim Räuchern gut mit Lavendel, Klatschmohn, Hopfen, Nelke.

Traditionelle Nutzung

Zur Pflanzengattung der Veilchen gehören mehr als 400 Arten. Im antiken Griechenland war das Veilchen eine heilige Blume, die bei unterschiedlichen Erkrankungen eingesetzt wurde. Hippokrates nutzte das Veilchen etwa gegen Sehstörungen, Kopfschmerzen und Melancholie.

Hildegard von Bingen sagt:

> »Wenn jemand traurig ist, dann soll er vom Veilchenwein trinken. Das hat eine froh-machende Wirkung und stärkt die Lunge.«

Pfarrer Sebastian Kneipp schätzte das Veilchen als gutes Auswurfmittel bei Husten wie auch bei Atemnot.

Wenn die Veilchen wie kleine violette Augen im Frühling aus dem Unterholz blinzeln, inspiriert die zierliche Pflanze zu manch dichterischer Zeile. So stammen von Rainer Maria Rilke die folgenden:

> »Still für sich / und doch für mich / blüht das kleine Veilchen. / Bringt mir Freud im Wintersleid / für ein ganzes Weilchen.«

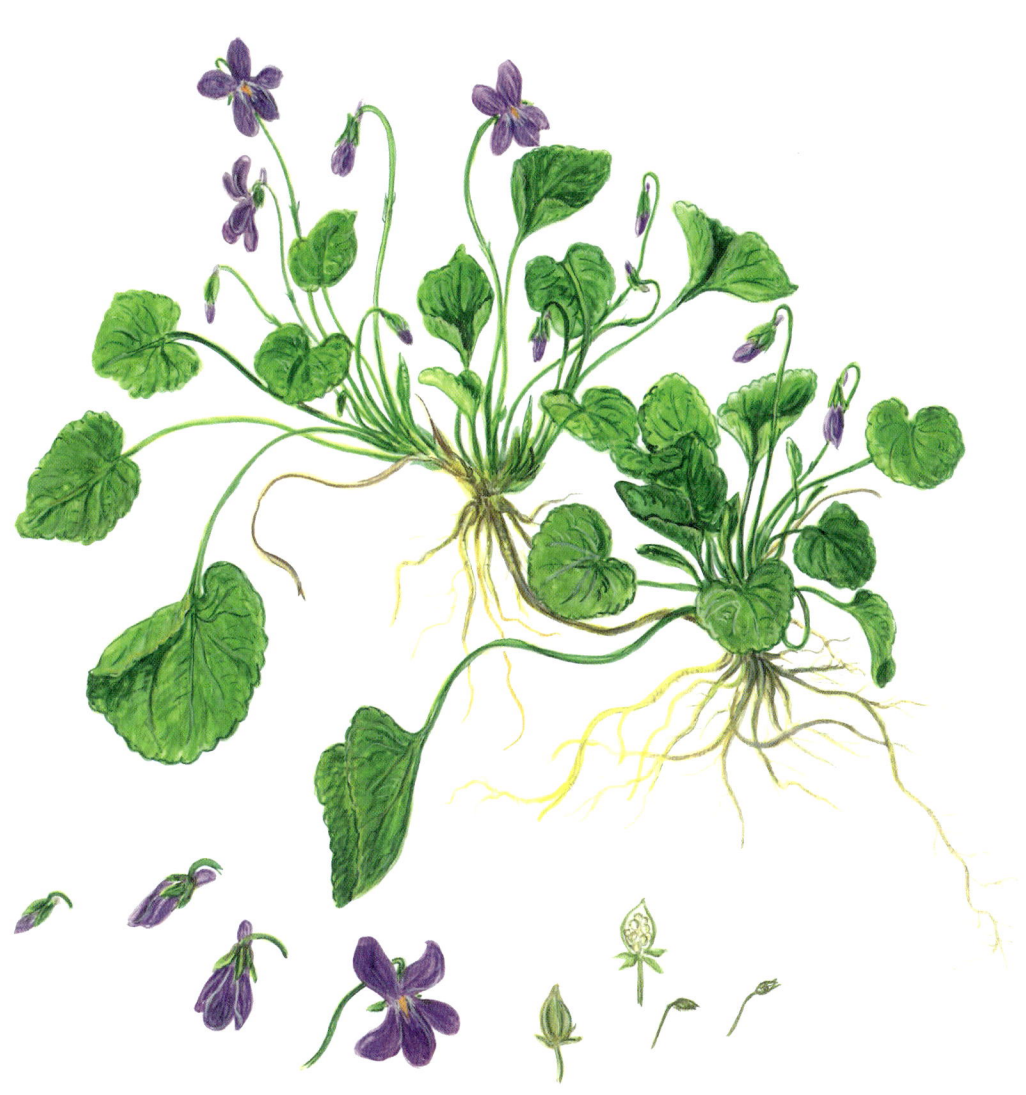

Wacholder

(Juniperus communis)

- ⌀ **Standort:** Gedeiht in der Heide und an trockenen, felsigen Hängen.
- ∼ **Duft:** Frisch, waldig
- △ **Qualität:** Warm und trocken
- ⊙ **Organzuordnung:** Nieren, Blase, Magen, Dickdarm
- ◊ **Säftebezug:** Zerteilt den groben, zähen kalten Schleim

Wirkung auf geistiger und emotionaler Ebene: Schenkt einen klaren, wachen Geist, hält krankmachende und schädigende Einflüsse fern. Wacholder eignet sich zum Ausräuchern von Krankenzimmern und Häusern, gibt Schutz und Sicherheit.

Wirkung auf körperlicher Ebene: Wärmt und stärkt Magen, Darm und Harnwege.

Räucherwerk: Zum Räuchern werden Triebspitzen, Holz, Harz und Beeren verwendet. Man erntet zwischen August und Oktober. Wacholder ist in vielen Mischungen gern gesehen, etwa mit Beifuß, Salbei, Weihrauch oder Zeder.

Traditionelle Nutzung

Wacholder wird auch Kranewittbaum, Feuerbaum oder Reckholder genannt und weltweit als heilige Pflanze verehrt. Im Admonter Kräuterbuch heißt es: »Esst Kranawett und Bibernell, dann sterbt's nicht so schnell!« Einer der bekanntesten Volkssprüche lautet: »Vorm Holunder sollst du den Hut ziehen, vorm Wacholder niederknien.« Beiden Pflanzen sprach man sehr hohe Heil- und Schutzwirkung zu, verehrte sie als magische Pflanzen.

Für Heilzwecke bereitet man aus Wacholderbeeren Sirup, Tee, Tinkturen, Kräuteröl, Badezusätze oder Wacholderschnaps. Der Tee wird aus frischen oder getrockneten Früchten bereitet und bei Magen-, Gallen- und Leberbeschwerden eingesetzt. Wacholder ist auch keimtötend, verdauungsfördernd, blutreinigend, stoffwechselanregend, harntreibend und entwässernd.

Teezubereitung: Man übergießt 1 TL Beeren mit 250 ml kochendem Wasser und lässt sie 5 Minuten ziehen. Abseihen und täglich bis zu 3 Tassen trinken. Eine Kur nie länger als 3 Wochen durchführen, weil es sonst zu einer Nierenreizung kommen kann.

Von Pfarrer Kneipp wird folgende **Wacholderbeer-Kur** überliefert: Am ersten Tag eine Wacholderbeere zerkauen und schlucken, dann pro Tag um eine Beere mehr essen, bis man bei 15 Beeren angelangt ist. Danach wieder Tag für Tag um eine Beere reduzieren. Diese Kur hilft bei Wasseransammlungen, stärkt das Zahnfleisch, die Verdauung und reinigt den Atem.

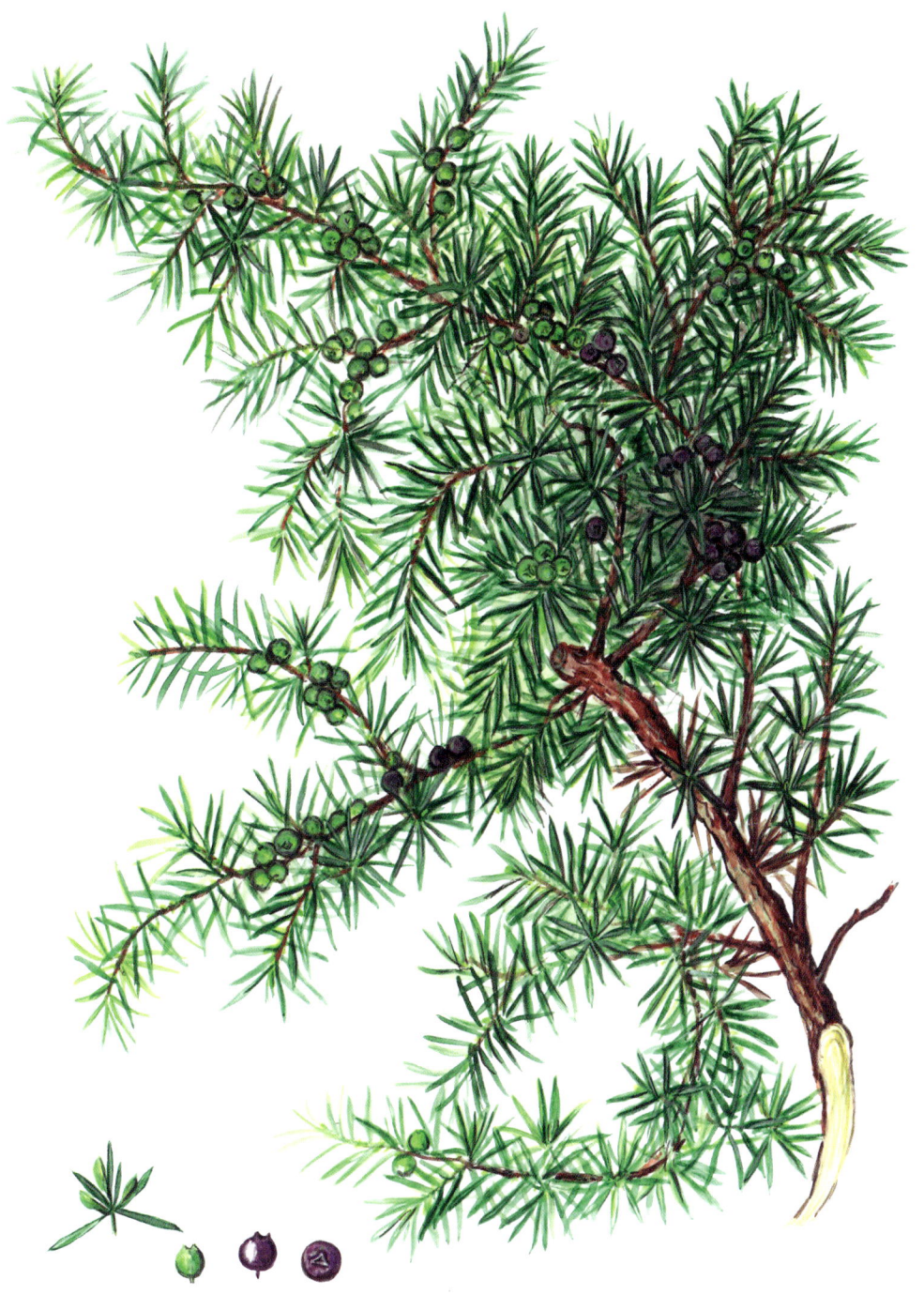

Wermut
(Artemisia absinthium)

○ **Standort:** Wächst in Gärten, an Zäunen, auf Schutthalden, alten Mauern und trockenen Plätzen.

~ **Duft:** Warm und würzig

△ **Qualität:** Warm und trocken

⊙ **Organzuordnung:** Magen, Leber, Dickdarm

◊ **Säftebezug:** Zerteilt und leitet dicken Schleim sowie feuchte Kälte aus

Wirkung auf geistiger und emotionaler Ebene: Führt aus der Melancholie, gibt wieder Schwung, steigert das Selbstvertrauen, stark reinigend (nach Trennung, Tod).

Wirkung auf körperlicher Ebene: Krampflösend, stark gallenfluss- und magensaftanregend, fördert Menstruation und Wehen, stärkt die Nierenenergie und lindert Mundgeruch.

Räucherwerk: Man räuchert die ganze Pflanze. Wermut passt gut zu Rosmarin, Tausendgüldenkraut und Lorbeer.

Traditionelle Nutzung

Wermut wurde schon 1550 v. Chr. im »Papyrus Ebers« des alten Ägyptens erwähnt. Die griechischen Ärzte Dioskurides und Galenos beschrieben die Heilpflanze als Universalmittel, das appetitanregend, verdauungsfördernd, blähungswidrig und harntreibend sowie menstruationsfördernd wirken soll. Darüber hinaus setzten die Ärzte der Antike den Wermut gegen Kopfschmerzen, Gelbsucht, Mittelohrentzündung, Augenkrankheiten, Zahnbeschwerden sowie gegen die Seekrankheit ein.

Im Mittelalter wird das Kraut viel verwendet. Hildegard von Bingen schreibt über den Wermut:

»Mache von Wermut einen Aufguss und feuchte damit den Kopf an. Tue das zur Nacht. Bis zum Morgen wird das Kopfweh vergehen. Der Trunk des Wermuts dämpft die Melancholie, klärt die Augen, stärket das Herz, die Lunge und Magen, reinigt die Eingeweide und bewirkt gute Verdauung.«

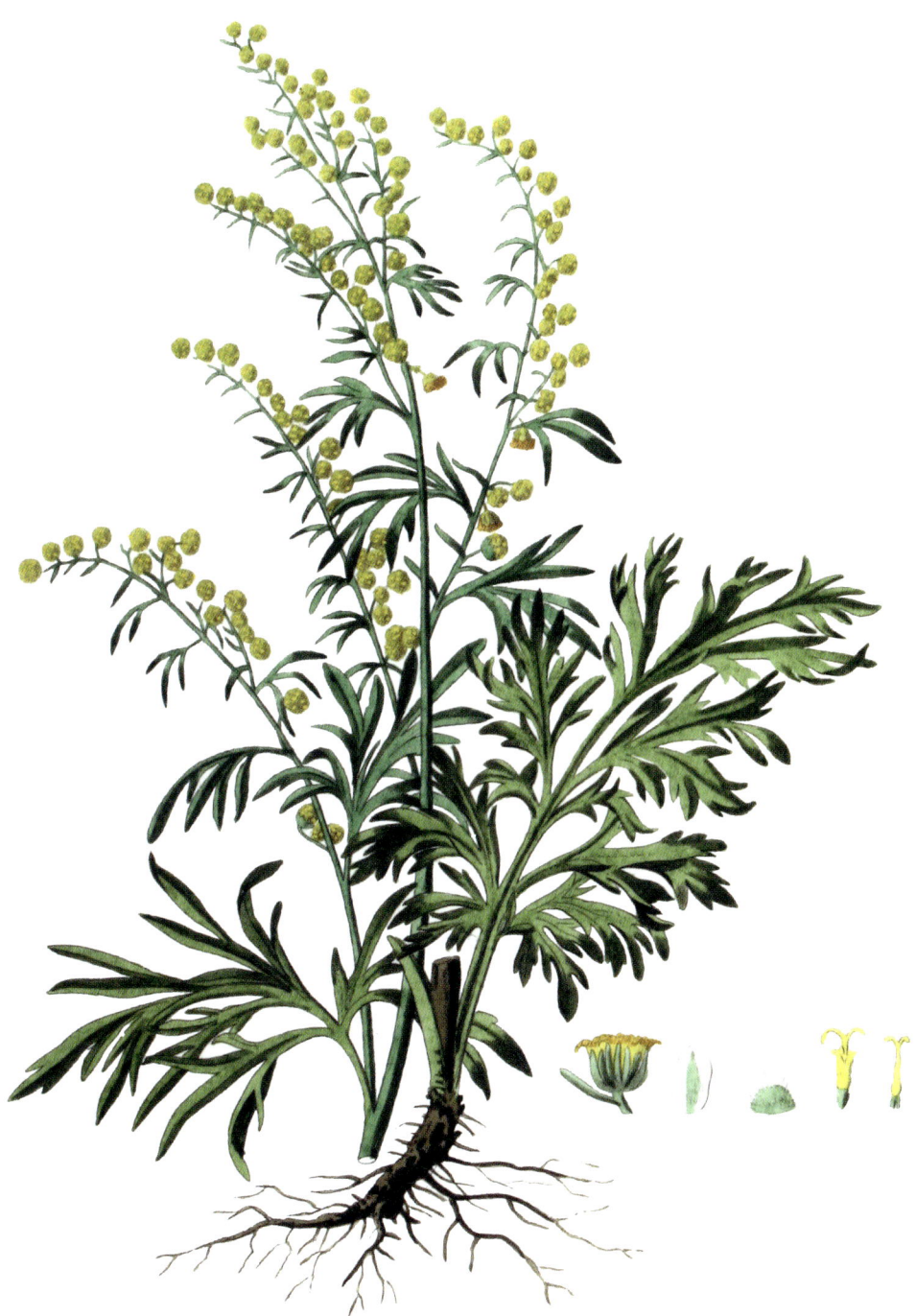

Ysop
(Hyssopus officinalis)

- ○ **Standort:** Gedeiht an sonnigen, felsigen Heiden oder im Kräuterbeet
- ~ **Duft:** Krautig-warm
- △ **Qualität:** Warm und trocken
- ⊙ **Organzuordnung:** Nieren, Dickdarm, Lunge
- ◊ **Säftebezug:** Leitet groben Schleim aus

Wirkung auf geistiger und emotionaler Ebene: Reinigt, klärt und inspiriert. Räuchern mit Ysop segnet Räume und Gegenstände.

Wirkung auf körperlicher Ebene: Stärkt die Immunkraft und hilft bei Druck im Brustbereich.

Räucherwerk: Zum Räuchern erntet man im August die Blütenstände und Blätter. Gut zu mischen mit Lavendel, Lorbeer, Muskatellersalbei, Rosmarin und Weihrauch.

Traditionelle Nutzung

Der Name Ysop kommt aus dem Griechischen und bedeutet so viel wie heiliges Kraut. Die reinigende Wirkung in spirituellem Sinn kam in der Antike bei Gräbern und Kultstätten zum Einsatz. Ysop vertreibt Schwermut und stärkt die Nerven sowie die Immunkraft.

Benediktinermönche haben im 9. und 10. Jahrhundert den Ysop aus den Mittelmeerländern über die Alpen gebracht und in Klostergärten kultiviert. Auch Hildegard von Bingen lobt Ysop als Stärkungsmittel, besonders mit Hühnchen gekocht oder in Wein eingelegt.

Das Kraut ist ein sehr gutes Hausmittel bei Verschleimungen der Atemwege sowie bei Husten und Asthma. Die Inhaltsstoffe Phenol und Thujon wirken keimtötend und reinigend. Außerdem ist Ysop gut für das Gedächtnis, fördert die Konzentration und hilft bei Verdauungsstörungen.

Die Blätter des Ysops haben einen leicht bitteren, etwas herben, würzig-aromatischen Geschmack. Ysop verfeinert fast alle Suppen-, Gemüse-, Kartoffel- und Fleischgerichte, Eintöpfe und Salate, aber auch Wild und Fisch. Topfen und Aufstriche macht er pikant. Er sollte aber nur sparsam verwendet werden, da er intensiv schmeckt und wirkt.

Das Heilkraut Ysop wird als **Tee, Tinktur, Salbe** oder **Kräuteressig** genutzt. Ysop in der **Naturkosmetik** wirkt beruhigend auf empfindliche und unreine Haut. Für juckende Kopfhaut ist Ysop-Tee als Waschwasser und zur Einreibung zu empfehlen.

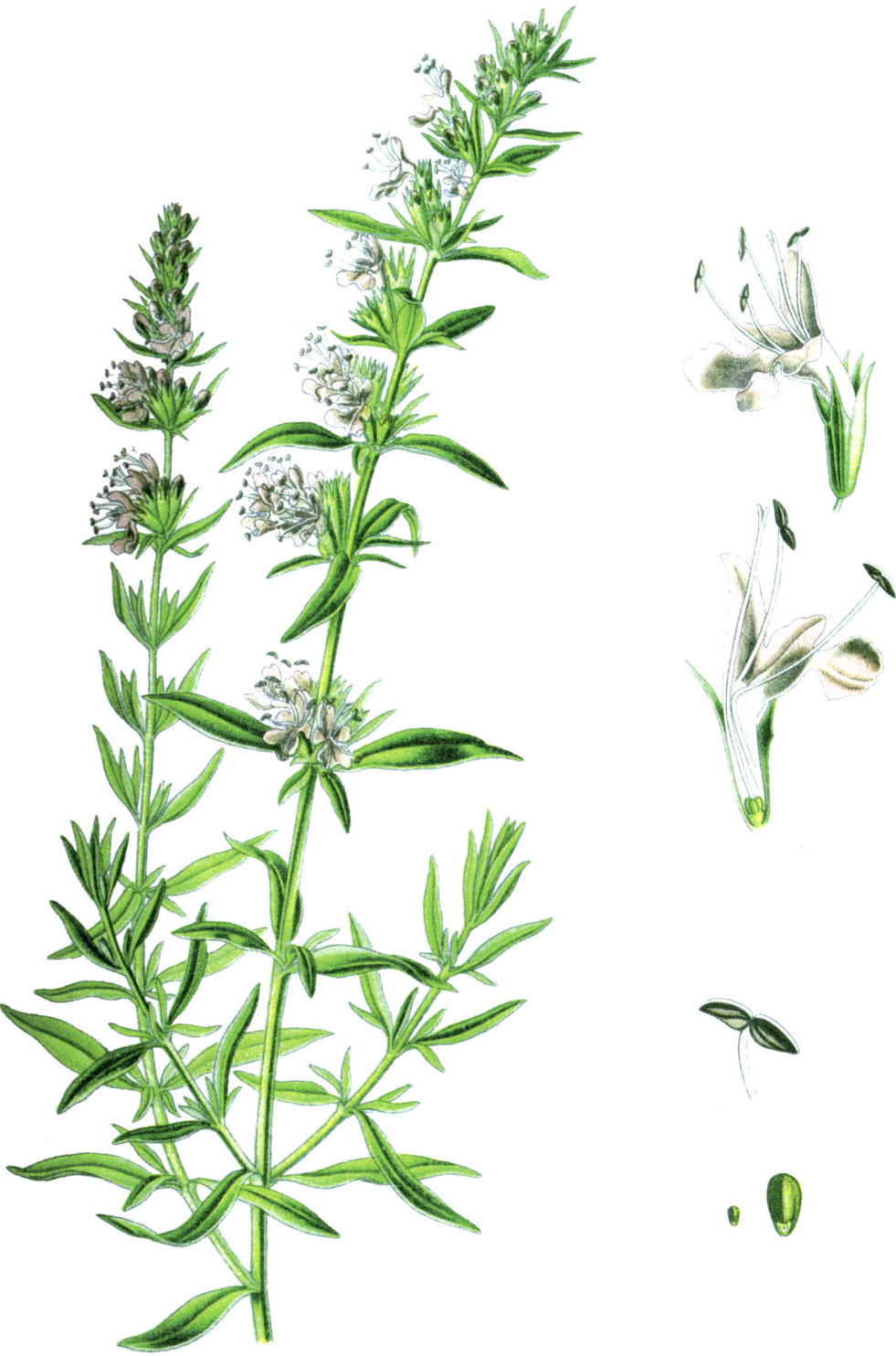

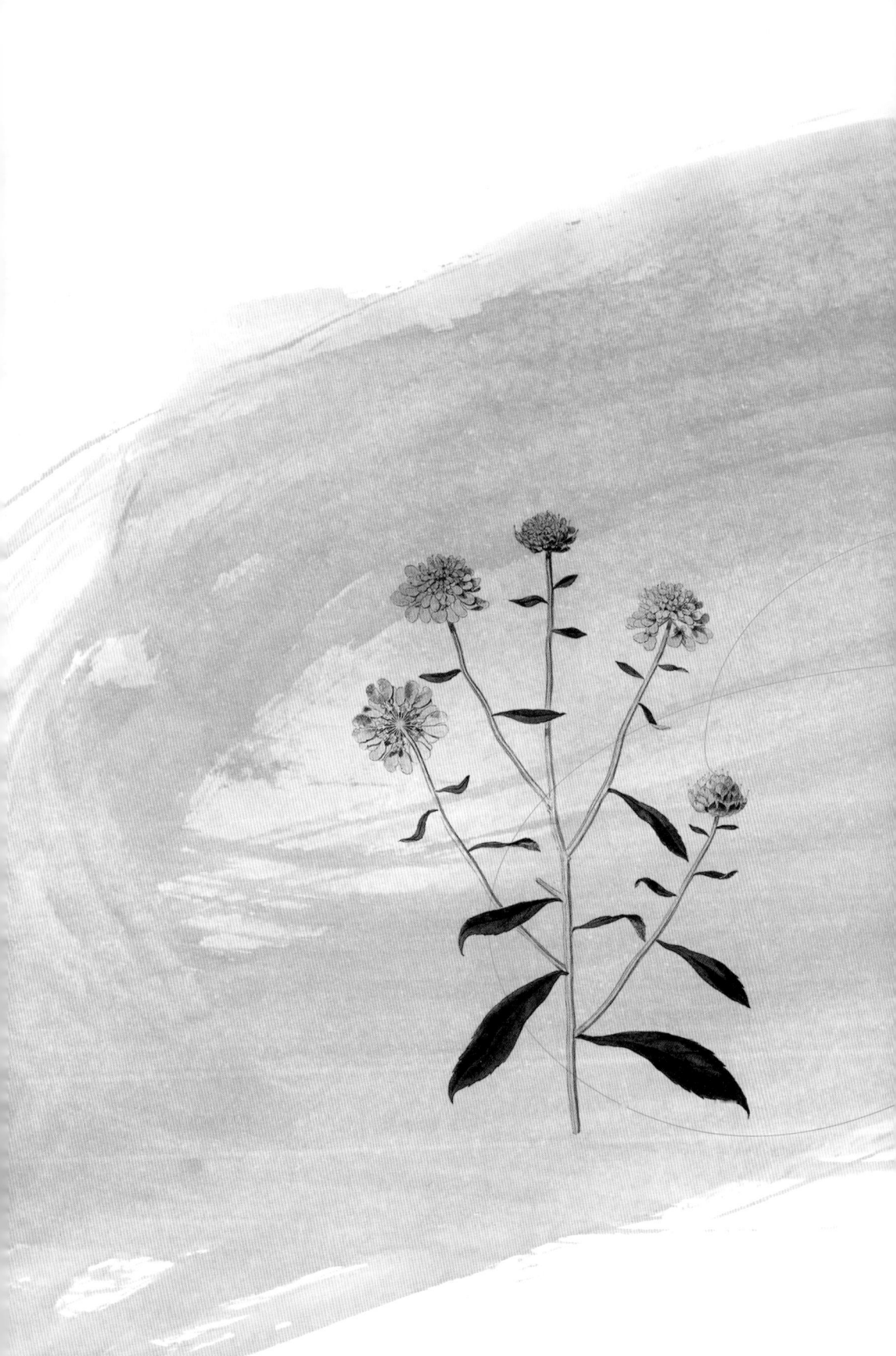

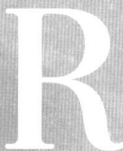

R

Räucherrezepturen

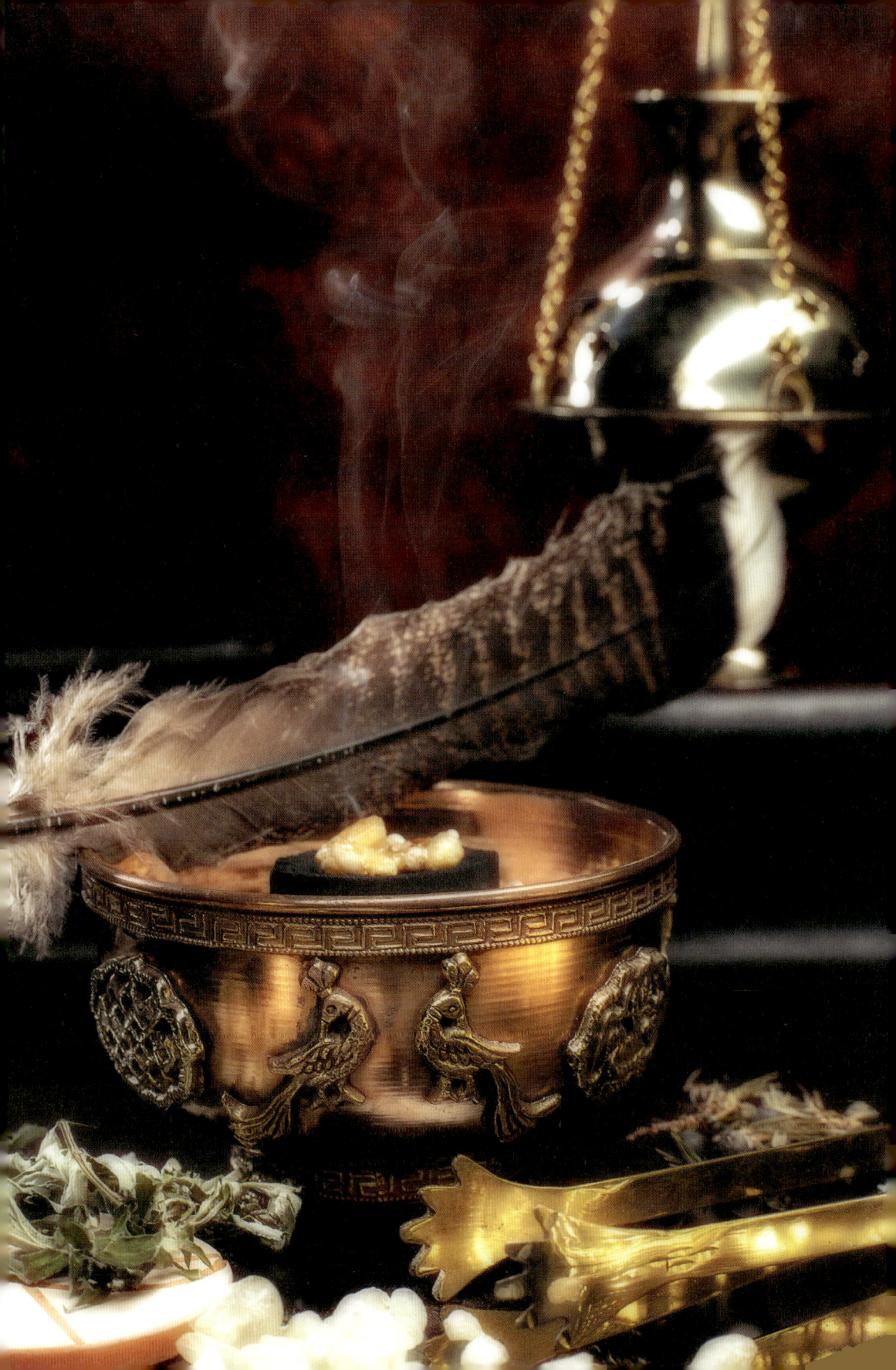

Heilräucherungen

Beim Räuchern gilt es, das gesamte Wesen der Pflanze wirken zu lassen. Die Seele der Pflanze wird dabei von ihrem Pflanzenkörper gelöst. Für diesen Vorgang nutzen wir das Feuer zur Transformation. In feinstofflicher Form des Rauchs entfaltet sich die Wirkung ungehindert und verbreitet sich. Räuchern kann körperliche Beschwerden lindern, doch an diese Form der Heilräucherung soll man sich sehr behutsam herantasten. Grundsätzlich sollten Räucherungen bei körperlichen Beschwerden nur in Absprache mit einem Arzt durchgeführt werden. Die Räucheranwendung kann punktgenau am Körper durchgeführt werden. Dazu gibt es Hilfsmittel wie spezielle Hocker oder ein Räuchertuch.

Das Räuchern zu Heilzwecken bewirkt ein ganzheitliches körperliches und seelisches Wohlbefinden. Durch Räucheranwendungen können Schmerzen und Beschwerden gelindert werden, Körperzellen und Stoffwechsel werden in Balance gebracht. So wie mit allen Therapieformen der TEM werden auch hier die Selbstheilungskräfte aufgebaut, wodurch eine Stärkung des Immunsystems gewährleistet wird. Patienten können auch eine allgemeine Verbesserung ihres Zustandes vor allem dann bemerken, wenn das Räuchern komplementär zu anderen Therapien Verwendung findet.

Bevor wir Ihnen eine kurze Übersicht über die häufigsten Erkrankungen geben, hier noch einige Hinweise.

Trocknen

Wenn Sie vorhaben, die Zutaten Ihrer Räucherwerke selbst zu sammeln (siehe Sammelkalender auf Seite 118), so möchten wir Sie darauf hinweisen, dass Sie die Pflanzenteile nicht in der direkten Sonne trocknen sollten. Legen Sie die frisch geernteten Blätter, Blüten, Früchte, Samen oder Wurzeln auf eine feste Papierunterlage oder einen Karton und legen Sie sie an einer schattigen Stelle zum Trocknen aus. Achten Sie darauf, dass die Luft zirkulieren kann, keine der Pflanzenteile übereinanderliegen und auch keine Insekten an die ausgelegten Pflanzen kommen lassen. So können keine tierischen Rückstände und kein Schimmel in das Räucherwerk geraten.

Stellen Sie sicher, dass die Pflanzenteile komplett getrocknet sind, bevor Sie sie verwenden, denn feuchte Zutaten riechen unangenehm, es entsteht unschöner schwarzer Rauch, und die Inhaltsstoffe feuchter Pflanzen können ihre Wirkung nicht im selben Maß entfalten wie durch und durch getrocknete.

Ein weiterer wichtiger Hinweis: Verwenden Sie niemals chemisch behandelte Zutaten. Denken Sie stets daran, dass diese Stoffe dann auch im Räucherwerk enthalten sind.

Die Räuchermischung

Wichtig ist es zu wissen, dass eine einzige Pflanze gegen ein bestimmtes Krankheitsbild zu verräuchern weniger erfolgreich ist als eine Mischung, weil die Vielfalt an Inhaltsstoffen niemals in einer einzigen Pflanze vereint sein kann. Sie werden auch bemerkt haben, dass in diesem Buch keine genauen Rezeptangaben vorkommen, wie Sie sie aus Kochbüchern kennen. Das liegt in erster Linie daran, dass das Mischen des Räucherwerks nach Gefühl und Intuition erfolgt. Deshalb ist auch keine Waage vonnöten, und mit wachsender Erfahrung werden Sie auch immer mehr Freude am Experimentieren gewinnen.

Grundsätzlich gilt aber, dass Hölzer, Wurzeln und Harze jene Teile der Mischung darstellen, die am kraftvollsten sind. Blüten, Blätter, Samen, Knospen, Kraut und Früchte werden in einer Mischung zu gleichen Teilen verwendet, was Sie aber nicht daran hindern sollte, Ihre Lieblingspflanze in einem anderen Mischungsverhältnis dazuzugeben. Sie werden bemerken, dass das Bauchgefühl in diesem Fall immer richtig ist.

Heilungsprozesse unterstützen

Beim Räuchern gegen Krankheiten ist es nicht wichtig, wie gut der Duft ist, sondern wie wirkungsvoll. Die Stoffe, die jede einzelne Zutat durch die Hitze entlässt, nützen dem Ausgleich eines körperlichen Mangels und riechen manchmal nicht gut. Seien Sie unbesorgt, Sie haben nichts Falsches getan. Wir möchten Sie aber vor allem darauf hinweisen, dass die folgenden Rezepturen zwar den jeweiligen Krankheiten entgegenwirken, allerdings gibt es noch unzählige andere Pflanzen und Pflanzenteile, die angewandt werden können. Wie bereits erwähnt, ist es Ihrem Experimentiergeist überlassen, neue und andere Kombination und Mischungen auszuprobieren.

Was beim Räuchern nach TEM niemals außer Acht gelassen werden darf, ist der ganzheitliche Zugang zur Heilung eines Menschen. Das heißt, in der TEM wird der Ursprung von Krankheiten nicht nur im rein Physischen gesucht, sondern sie bezieht die Seele in ihre Diagnostik ein. Räucherwerke geben uns die Möglichkeit durch das Ansprechen des limbischen Systems über das Geruchsgedächtnis jene Selbstheilungskräfte zu aktivieren, die zur Genesung führen, weshalb in unserem Verzeichnis auf den nächsten Seiten nicht nur Krankheiten, sondern auch Rituale enthalten sind, die zur Befreiung seelischer Spannungen dienen.

Denken Sie stets daran, dass Krankheiten ein Warnsystem der Seele sein können. Wer sich dessen bewusst ist, wird schnell herausfinden, warum ein Patient, der die Signale seiner Psyche verdrängt oder erst gar nicht wahrgenommen hat, an genau dieser für ihn und sein Temperament typischen Krankheit zu leiden hat. Sie werden im Gespräch mit dieser Person schnell zu den richtigen Räucherzutaten greifen.

In diesem Sinn ist auch das folgende kleine Lexikon der Krankheiten zu verstehen, das weder eine vollständige noch unveränderbare Sammlung sein will.

Einfaches Räuchern mit Kohle

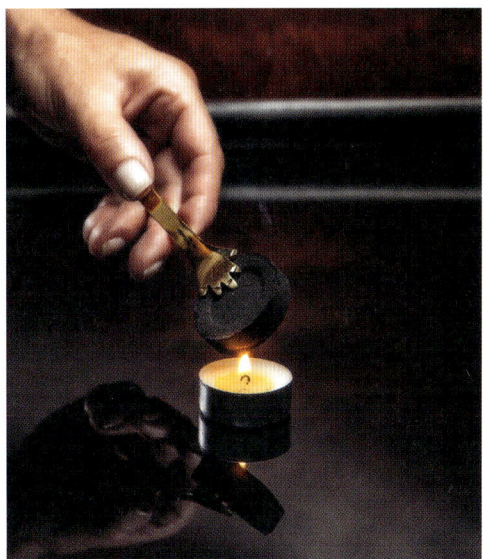

1 Mit der Zange die Kohle über eine Kerze halten, bis sie zündet.

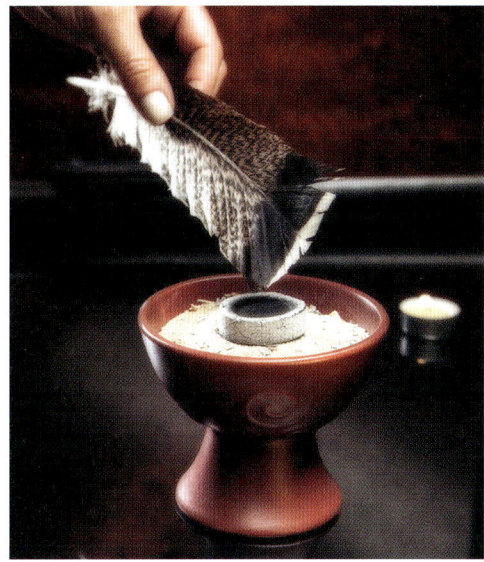

2 Kohle auf das Sandbett in einer Schale legen, warten, bis sie durchglüht. Eventuell fächeln.

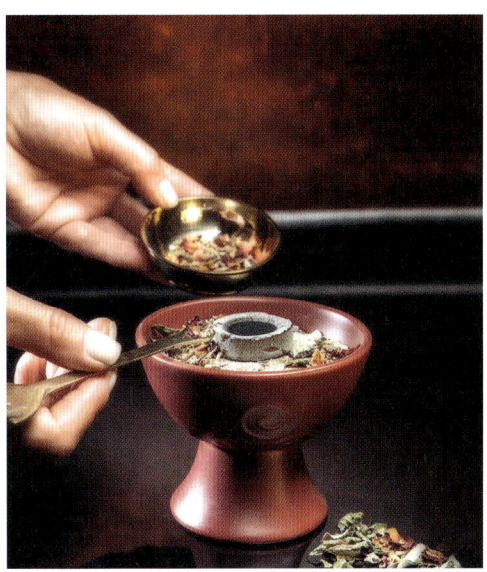

3 Legen Sie das Räucherwerk oder ein kleines Stück Harz mit der Zange mittig auf die Kohle.

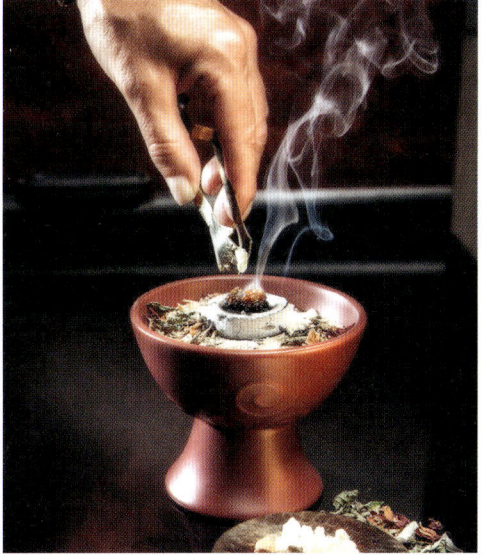

4 Verglommenes Räucherwerk mit dem Löffel entfernen und neues auflegen.

A

ARTHRITIS

Man räuchert <u>Weihrauch</u>. Vorher reibt man die schmerzenden Gelenke sanft mit wollenen Tüchern, um die Durchblutung anzuregen. Dann die betroffenen Bereiche in den Rauch halten oder den Rauch über diese Stellen darüber fließen lassen, und zwar so lange, bis ein angenehmes Gefühl entsteht, aber nicht länger als 15 bis 20 Minuten. Es können zum <u>Weihrauch</u> <u>Fliederblüten</u> und <u>Wacholderbeeren</u> dazu gemischt werden.

ATEMWEGE

Für das Räuchern der Atemwege verwende ich einen Weihrauchbrenner (Räucherstövchen) oder ein rauchgetränktes Tuch, das man sich vor die Nase hält oder/und auf die Brust legt.

Derselbe Vorgang kann auch bei **Haustieren** wie Katzen, Hunden oder Pferden sowie **Nutztieren** wie Rindern, Schweinen, Schafen, Ziegen und Geflügel eingesetzt werden. Man kann Nervosität, Atemwegserkrankungen oder Verdauungsprobleme bei Vierbeinern lindern. Durch den gut entwickelten Geruchssinn der Tiere muss man sehr achtsam und verantwortungsbewusst mit der Dosis des Räucherwerkes umgehen. In Stallungen sollte eine Räucherung nur in Begleitung einer zweiten Person, die ein Gefäß mit Wasser mitträgt, durchgeführt werden. So kann man bei einem Missgeschick die Glut schnell löschen. Räuchergefäße mit einem Deckel verwenden, um zu verhindern, dass große Tiere bei schnellen Bewegungen gegen das Gefäß stoßen.

→ **Bei Husten und Bronchitis**

– <u>Fichtenharz</u> wirkt gegen Husten und bringt Erleichterung; es kann mit Veilchenblüten (entzündungshemmend und schleimfördernd) ergänzt werden.

– <u>Thymian</u> löst und beruhigt bei krampfartigem Husten; wirkt antibakteriell und auswurffördernd. Bei einer akuten Bronchitis von **Pferden** ist Thymian ein sehr gutes Mittel. Vorsicht: Langsam von vorne an das Tier herangehen, sonst kann es scheuen.

– <u>Salbei</u> bei Husten und Auswurf mit weißem Schleim; wirkt adstringierend, krampflösend, antimikrobiell und sekretionsfördernd. Muskatellersalbei hilft vor allem bei Katzenschnupfen.

– <u>Kampfer</u> wird häufig in der Homöopathie und **Tiermedizin** eingesetzt. Verringert das Druckgefühl in der Brust, wirkt entzündungshemmend, schmerzlindernd und antibakteriell. Der echte Kampfer brennt auch ohne Kohle – nur anzünden.

– <u>Fenchel</u> löst Schleim und beruhigt Husten, wirkt entkrampfend, auswurffördernd, krampflösend und antimikrobiell.

AUGENENTZÜNDUNGEN, MÜDE AUGEN

Halten Sie ein Baumwoll- oder Leinentuch über das Räuchergefäß mit <u>Augentrost</u>, bis Sie glauben, das Tuch hat genug Rauch aufgenommen. Legen Sie das Tuch ein paar Minuten auf die geschlossenen Augen auf und wiederholen Sie den Vorgang so lange, bis Sie Erleichterung spüren.

B

BLÄHUNGEN

Halten Sie ein Baumwoll- oder Leinentuch über das Räuchergefäß mit <u>Fenchel</u>, bis Sie glauben, dass das Tuch genug Rauch aufgenommen hat. Das Tuch dann ein paar Minuten auf den Bauch auflegen.

→ Den Vorgang so lange wiederholen, bis man Linderung verspürt.

BRONCHITIS

Bei einer zähen warmen Verschleimung der Atemwege sollte man im Freien eine Räucherung mit <u>Salbei</u> durchführen. Es kann auch eine geringe Dosis gemörserter <u>Kubebenpfeffer</u> beigefügt werden. Er ist schleimlösend und bringt stockende Energien wieder in Fluss.

D

DANKEN

Wofür oder wem möchten Sie hier und jetzt Danke sagen? Die Haltung der Dankbarkeit erhellt das Wesen und Leben eines Menschen. Es gibt immer und überall einen Anlass, jemandem für etwas oder sich selbst zu danken. Gerade zur Zeit der Herbst-Tag-und-Nacht-Gleiche haben solche (Ernte-)Dank-Rituale Tradition, hohen Stellenwert und Symbolcharakter.

Ich selbst schließe zum Beispiel gerne den Tag immer wieder einmal mit folgender Dankesräucherung ab, denn sie schenkt mir Harmonie und stimmt mich positiv.

In Ruhe zünde ich eine Kerze an und beginne bewusst mit dem Gong einer tibetischen Klangschale oder Zimbeln die Zeremonie. Auf die glühende Kohle in der Schale lege ich folgende

→ **Räuchermischung**

$^{1}/_{2}$ Teil Alant
1 Teil Holunder
1 Teil Ysop
1 Teil Rosmarin
$^{1}/_{2}$ Teil Iriswurzel
1 Prise Rosenweihrauch

Ich verweile einige Minuten danksagend und mit guten Gedanken. Manchmal spreche ich auch folgende Danksagung eines unbekannten Verfassers, die mich berührt: »Danke für alle guten Gaben, das Essen und die Getränke. Danke für die guten Gedanken, die mir helfen, das Leben positiv zu sehen. Danke für meine guten Worte, die loben, helfen und trösten und Vergebung sprechen. Danke für meine guten Werke, die unterstützen, helfen und heilen. Danke für deine Güte, deinen Frieden und deine Liebe, welche mein Leben immer begleiten.« Mit einem Gongschlag lasse ich das Abendritual ausklingen.

H

HARMONIE

<u>Eukrasia</u> empfinden alle Archetypen als wohltuend und ausgleichend. Diese Räuchermischung bringt unsere Säfte im Organismus in Balance. Sie beruhigt, harmonisiert, ohne schläfrig zu machen. Die Mischung ist zur Entspannung am Tag oder für eine Abendräucherung gut geeignet.

→ **Zutaten**

1 Teil Rosenblüten
1 Teil Zirbe
1 Teil Lavendel
1 Teil Eisenkraut
$^{1}/_{2}$ Teil Styrax
$^{1}/_{2}$ Teil Alantwurzel

→ **Herstellung**

1   Alle getrockneten Bestandteile in den Mörser geben, zerkleinern und gut durchmischen.

2   In kleiner Menge auf der Räucherkohle verglühen lassen oder in einer Schale über einem Teelicht erhitzen.

HAUTERKRANKUNGEN

Die betroffenen Körperstellen direkt mit dem Rauch behandeln oder ein rauchgetränktes Tuch auflegen.

→ **Geeignete Räucherstoffe**

Gänseblümchen, Quendel, Löwenzahn, Kamille, Ringelblume und Fichtenharz.

IMMUNKRAFT STÄRKEN

Ob im Herbst oder im Frühling – Schnupfennasen haben Hochsaison: Menschen in unserem Umfeld husten uns was. Höchste Zeit, die eigene Abwehrkraft auf Vordermann zu bringen. Dazu gebe ich Lavendelblüten oder -öl in eine Schale mit Wasser und stelle sie über dem Heizkörper auf. Das kann helfen, die Atemwege frei zu halten. Gleichzeitig räuchere ich immer wieder eine immunstärkende Mischung:

→ **Räuchermischung**

1 Teil Holunder

1 Teil Lavendel

1 Teil Labkraut

1 Teil Salbei

1 Teil Quendel

1 Teil Tausendgüldenkraut

$1/2$ Teil Angelikasamen

$1/2$ Teil Mistelblätter

J

JÄHZORN

Bei Jähzorn empfahl Hildegard von Bingen folgende Duftmischung: *»Und wer jähzornig ist, der nehme die Rose und weniger Salbei und zerreibe es zu Pulver. Und in jener Stunde, wenn der Zorn ihm aufsteigt, halte er es an seine Nase. Denn der Salbei tröstet, die Rose erfreut.«* *(Physica 1–22)*

Auch für Schnupfennasen hatte die Äbtissin ein »gschmackiges« Rezept:

»Wenn man an starkem Schnupfen leidet, lege man Fenchel und viermal so viel Dill auf einen Dachziegel oder erwärmten Backstein und wende die Kräuter hin und her, dass sie dampfen, und atme den Duft durch Nase und Mund ein und esse dann die so auf dem Stein erwärmten Kräuter mit Brot. So verfahre man vier oder fünf Tage lang. Oder wenn es reichlich aus der Nase fließt, so mache Rauch aus dem Tannenholz und sauge dies durch die Nase ein und der Fluss wird gelöst und hört auf.«

K

KOPFSCHMERZEN

Die Dosis macht das Gift – bei Kopfschmerzen vorsichtig vorgehen, nicht zu intensiv räuchern. Zuerst eher ein rauchgetränktes Tuch verwenden.

→ **Geeignete Räucherpflanzen**

Angelikawurzel, Mädesüß, Tannenharz, Salbei, Veilchen.

Mädesüß ist vor allem bei Migräne in einem Stövchen geräuchert wirkungsvoll. Dazu empfehle ich Tee aus Mädesüßblüten zu trinken. Den Tee 10 Minuten lang ziehen lassen.

Bei Spannungskopfschmerz habe ich gute Erfahrungen mit einer ganz geringen Dosis geräuchertem Kampfer. Vorsicht, man kann leicht zu viel vom Kampfer erwischen!

L

LIEBE

Aphrodisierende Pflanzen kannte und nutzte man schon in den alten Hochkulturen, und wenn im Frühling alles blüht und Natur wie Mensch zu neuer Lebenslust erwachen, dann passt vielleicht diese aphrodisierende Mischung für ein Dinner-for-two und einen romantischen Liebesabend besonders gut.

→ **Räuchermischung**
2 Teile Rosenblüten
1/2 Teil Bertramwurzel
1/2 Teil Sternanis
1/2 Teil gemörserte Kardamomsamen
1 Prise Rosenweihrauch
1 Prise Iriswurzel
Wer möchte, kann auch noch gemörserte Selleriesamen und gemörserte Moschuskörner beifügen.

LOSLASSEN

Ich empfehle ein Ritual, das damit beginnt, alles, was ich loslassen will, oder negative Gedanken und Gefühle, die mir nicht guttun, auf einen Zettel zu schreiben. Dann räuchern und zum Abschluss den Zettel in der Räucherpfanne verbrennen. Danach gönne ich mir ein Rosensalzpeeling unter der Dusche oder in der Badewanne.

→ **Empfohlene Räucherpflanzen**
Lavendel, Eisenkraut, Mädesüß, Muskatellersalbei oder Salbei, Rose, Tausendgüldenkraut und Weihrauch

→ **Loslass-Zeremonie für verschiedenste Anlässe**

Innehalten, loslassen, sich befreien – dieses Resümee-Ziehen sollte jeder immer wieder einmal durchführen, um sicherzugehen, dass er so lebt, wie er wirklich leben möchte. Sich die Frage stellen: »Wovon möchte ich mich befreien, was belastet und hindert mich an meiner Entfaltung?« Im Buddhismus heißt es: »Lerne loszulassen, das ist der Schlüssel zum Glück.« Dem Rauch alles, was man an Emotionen, hemmenden Einstellungen, Situationen loswerden will, übergeben. Die Asche der Räucherung bewusst fließendem Wasser, etwa einem Bach überlassen.

→ **Räuchermischung**
1 Teil Beifuß
1 Teil Brombeerblätter
1 Teil Eisenkraut
1 Teil Tausendgüldenkraut
1 Teil Weidenrinde
1/2 Teil Weihrauch

M

MENSTRUATIONSBESCHWERDEN

Es kann ein rauchgetränktes Tuch aufgelegt werden oder über einem speziellen Hocker, der nach unten hin offen ist, die Räucherung mit Mastixharz, Frauenmantel, Schafgarbe, Johanniskraut und Tausendgüldenkraut zugeführt werden.

MÜCKENABWEHR

Die lästigen kleinen Sauger können einem laue, gemütliche Abende am See, auf der Terrasse oder im Garten ganz schön verderben. Stechmücken verduften im wahrsten Sinn des Wortes, mit folgender Mischung:

→ **Räuchermischung**
1 Teil Lavendel
1 Teil Eukalyptus
2 Teile Rainfarn
1 Teil Katzenminze
1 Teil Wacholder
1/2 Teil Fichtenharz

Anwendung
Kräuter auf ein Gitter eines Räucherstövchens geben.

N

NERVENLEIDEN

Was hilft ist, sein Nervenkostüm zu stärken, zu entkrampfen und eventuelle Angstzustände abzubauen. Den ganzen Körper im Freien mit einer Räuchermischung aus Fichtenharz, Rainfarn, Holunder, Schafgarbe und eventuell Propolis räuchern.

Wer alleine ist, kann die Räucherschale vor den Körper stellen und sich den Rauch mit den Händen zum Körper fächeln.

O

OHRENBESCHWERDEN

Gegen Ohrenleiden kann man ein rauchgetränktes Tuch auflegen oder die Räucherung mit einer Tabakpfeife durchführen. Dazu gibt man eine Mischung aus Holunder, Taubnessel, Johanniskraut und Ysop in die Pfeife, hält das Mundstück an das Ohr und bläst sehr vorsichtig auf den Pfeifenkopf mit den glimmenden Kräutern.

P

PARASITEN BEI TIEREN (ZECKEN, FLÖHE UND MILBEN)

– Wacholder, auch Feuerbaum genannt, ist eines der ältesten bekannten Räuchermittel in der **Tiermedizin** und hilft gegen Zecken und Flöhe.

– Rainfarn hält Insekten und Schädlinge vom Fell der Tiere fern und schützt vor Hautinfektionen. Vorsicht: Rainfarn ist frisch schwach giftig.

– Lavendel hilft nicht nur bei Unruhe und Angst, sondern auch zur Insektenabwehr vor allem bei **Pferden.**

– Weihrauch im Weihrauchbrenner (Räucherstövchen) langsam schmelzen lassen, wirkt nicht nur stimmungsaufhellend, sondern hilft auch bei Parasitenbefall.

Jeder, der mit einem Haustier lebt, weiß, dass Katzen und Hunde sensible und hingebungsvolle Tiere sind, die energetische Belastungen vom Halter übernehmen können. Das kann so weit gehen, dass das Tier die gleichen körperlichen Beschwerden zeigt wie sein Frauchen/Herrchen. Daher ist es hilfreich, Anspannung bzw. belastende Energien für Mensch und Tier mit Weihrauch abzubauen.

→ **Hinweis**

Räuchern ersetzt keine medizinische Behandlung durch den Tierarzt oder eine professionelle Tierverhaltenstherapie. Es kann aber ergänzend zum Wohlbefinden unserer vierbeinigen Freunde beitragen.

R

REINIGUNG

Im Volksmund heißt das Räuchern von Haus, Hof und Stall »rauka gehen«. Der Rundgang wird in ländlichen Regionen von Segenssprüchen wie »Vater unser im Himmel, schütze dieses Haus, Glück herein, Unglück hinaus« begleitet. Es gibt viele Gründe für eine Haus- und Hofräucherung: Ältere Häuser atmen Geschichte. Wer ein solches übernimmt oder einzieht, sollte es vorher energetisch reinigen, damit zum Beispiel alte Streitenergie oder negative Gefühle gewandelt werden. Treten plötzlich Probleme, Konflikte oder Streit auf oder schlafen Kinder auf einmal schlecht im Haus, obwohl das vorher nie der Fall war, steht Klärung und Harmonisierung der Energie an. Können sich Seelen verstorbener Vorbewohner nicht vom Haus lösen, bedarf es einer Transformation der vergangenen Energie.

Kurzum: Geräuchert kann immer werden, wenn einem danach ist – nach Streitigkeiten, Krankheit, Verunreinigung in der Aura, um Orte, Räume oder Gegenstände zu reinigen oder einfach eine wohltuende Atmosphäre zu verbreiten. Die Stoffe einzeln oder nach Vorliebe gemischt räuchern.

→ **Reinigende Räucherstoffe**
Alantwurzel, Beifuß, Engelwurzel, Fichtenharz, Lavendel, Salbei und Weihrauch

→ **Vorbereitung, Durchführung**
— Vor dem Räucherritual ist es vorteilhaft, das Haus aufzuräumen und Dinge auszumisten, die man nicht mehr braucht oder mag. Angenehm ist es, wenn die Familie oder ein Freund/Freundin dem Ritual beiwohnt.
— Vorab die Fenster kippen, damit entfliehen kann, was raus muss.
— Wir beginnen mit der Ausräucherung im Keller und gehen weiter nach oben in den Wohnbereich bis zum Dachboden. Die alten Energien hängen oft in den Ecken und Nischen, daher diese unbedingt ausgehen!
— Grundsätzlich gilt: Lassen Sie sich von Ihrem Gefühl leiten!
— Nach dem Haus geht es in den Stall oder/und um das Haus herum.
— Waren Familie oder Freunde dabei, schließt man das Ritual mit gemeinsamen Speisen und Feiern ab. Räuchern ist nicht nur eine ernste Angelegenheit, es hat auch mit Harmonie, Verbundenheit, Energie und Lebensfreude zu tun.
— Vertrauen Sie Ihrem Gespür, wann es Zeit ist zu räuchern!

S

SCHUTZ

Für eine Abschirmung gegen negative Energie oder wenn man zum Beispiel nach einem Einbruch sein Haus von fremder, bedrohlicher Energie reinigen möchte, habe ich mit folgender

→ **Räuchermischung**
gute Erfahrungen gemacht:
1 Teil Weihrauch
1 Teil Wacholderbeere
1 Teil Beifuß
1 Teil Holunder
1/2 TL Veilchen
1/2 Teil Weihrauch
1 Prise Zimt

→ **Räucherung**
Zuvor ist es sinnvoll, Beifuß zu räuchern. Anschließend die angegebenen Kräuter gut mischen, auf ein Stövchen setzen und an den entsprechenden Stellen räuchern.

T

TRAUERRITUAL

Die Trauerkultur und Beschäftigung mit dem Tod ist für viele angstbesetzt und immer noch ein Tabu. Das Aufbahren eines Toten zu Hause gibt es kaum mehr, und damit fehlt die Möglichkeit, sich persönlich, in Ruhe und vertrauter Umgebung verabschieden zu können. So wird der Tod aus dem Leben ausgesperrt, das Loslassen, Freigeben eines geliebten Menschen und das Trauern wird umso schwieriger.

Mein Räucherritual soll in dieser Zeit Kraft, Trost und Verbundenheit ausdrücken sowie das Verabschieden des Nahestehenden im Kreis von Freunden oder/und Familie in geschützter Atmosphäre erleichtern.

→ **Ritual**

Man setzt sich rund um eine Räucherschale an den Tisch oder in einen Sesselkreis und streut folgende

→ **Räuchermischung**

auf die Kohle:

1 Teil Beifuß

$^1/_2$ Teil Fichtenharz

1 Teil Mädesüß

1 Teil Rosenblüten

1 Teil Rosmarin

Man reicht einander die Hände, schweigt, betet oder singt gemeinsam. Jede Gemeinschaft findet ihren individuellen Weg, mit dem Toten in Kontakt zu kommen.

TRENNUNG

ist auch ein Thema, mit dem mancher sehr lange hadert, gekränkt und verschlossen zurückbleibt, vor allem dann wenn es sich um die Trennung vom Partner oder eine Scheidung handelt. Solange man innen drinnen keinen Schlussstrich gezogen hat, wird ein Neubeginn, ein Sich-wieder-Öffnen für die Liebe schwierig. Wer in Schmerz, Kränkung, innerem Rückzug, vielleicht auch Hass hängen bleibt, ist nicht frei.

→ **Ritual**

Mit dieser Prozedur habe ich persönlich sehr gute Erfahrungen gemacht, wenn es darum geht, sich von Vergangenem zu befreien, Neubeginn und Wandlung hin zur Lebensfreude zu ermöglichen. Man braucht eine Räucherschale, Kohle und Beifuß, einen Kugelschreiber und kleine Zettel für jeweils ein Wort. (Salzpeeling und eine Tasse Tee oder Wasser danach verstärken die Wirkung.)

Im ersten Schritt wird die Kohle angezündet, damit diese gut durchglühen kann.

Vor der Räucherung schreibt man drei bis fünf Worte auf, warum einem die Trennung so schwer fällt oder das Beziehungsende so schmerzt. Man faltet die Zettel und legt sie beiseite. Anschließend gibt man den Beifuß auf die glühende Kohle, beugt sich über die Schale und taucht in den Rauch ein. Das Abräuchern wird verstärkt, wenn man mit den Händen alles Belastende symbolisch vom Körper abstreift. Dazu kann man sich bis zu 10 Minuten Zeit nehmen. Nach dem Räuchern übergibt man die Zettel dem Feuer/der Glut in der Räucherschale und verbrennt sie. Das Ritual mit einer Tasse Tee oder einem Glas Wasser als Zeichen der Reinigung ausklingen lassen.

Auch das Salzpeeling – aus Meeressalz, feinen zerkleinerten Rosenblüten, Mandelöl mit ein paar Tropfen ätherischen Öls von Patchouli, Jasmin und Vanille – hilft, seelischen Kummer abzustreifen und sich selbst mit dem Gedanken »Es ist gut, dass es mich gibt, so wie ich bin« liebevoll anzunehmen. Man kann das Peeling unter der Dusche oder in der Wanne ausführen.

Dieses Ritual hilft auch bei Stresssymptomen wieder in seine Mitte zu kommen, Negatives abgleiten zu lassen.

U

UNRUHE – NERVOSITÄT

Auch in diesem Fall verwende ich einen Weihrauchbrenner (Räucherstövchen) und verwende beruhigende Heilpflanzen:

– Baldrian: bewährtes Mittel gegen Nervosität; beruhigt den Geist, wirkt auch bei **Katzen,** wo er allerdings zunächst niedrig dosiert anregend und stimulierend wirkt und nur in ausreichend hoher Dosierung beruhigt.

– Lavendel hat eine leicht beruhigende Wirkung auf das Zentralnervensystem, hilft bei Unruhe und Angst, gleicht bei Erschöpfung und Überreizung aus. Lavendel beruhigt aggressive und nächtens überaktive Katzen.

— Melisse in mäßiger Dosis wirkt wie ein mildes Beruhigungsmittel bei Angst und Nervosität, ist krampflösend und antiviral. Gutes Mittel für unruhige, nervöse und aufgebrachte **Hunde.**

— Passionsblume beruhigt den Geist, nimmt Nervosität, Anspannung und Reizbarkeit, wirkt gleichzeitig stimmungsaufhellend und anregend.

— Die Römische Kamille ist bekannt dafür, dass sie nervöse, unruhige und aufgebrachte **Hunde** beruhigt. Ich würde in diesem Fall nicht sofort räuchern, sondern ein Tuch im Rauch tränken und dem Tier um den Hals legen oder binden. Dieses Ritual entspannt und der Hund assoziiert in der Folge den Duft mit Beruhigung. Am besten wählt man den Zeitpunkt nach einem Spaziergang, wenn sich der Hund hinlegt und ausruht. Dieses Ritual – je nach Bedarf – über Tage oder Wochen hinweg durchführen.

— Kamille hilft zum Beispiel eifersüchtigen **Katzen.** Kommt ein zweites Katzerl ins Haus, fürchtet die schnurrende Hausherrin um ihr Revier und die Zuwendung des Frauchens/Herrchens. Katzen reagieren dann häufig mit Aggression oder Rückzug, werden unrein etc. Getrocknete Rosen- und Kamillenblüten, auf einem Stövchen verräuchert, helfen in der Katzenseele und auch im Raum wieder Harmonie herzustellen.

— Kamille hilft bei Brechreiz und Erbrechen, wirkt in erster Linie entzündungswidrig und desinfizierend.

— Dill tonisiert den Magen, hilft bei Appetitlosigkeit und Übelkeit, wirkt gegen Blähungen, krampflösend und magenstärkend. Vor dem Räuchern die Samen in einem Mörser zerkleinern.

VERGEBUNG

Wut, Hass, Zorn, Neid etc. verhindern den eigenen inneren Frieden und den mit der Umwelt. Regelmäßige Räucherungen begleiten und unterstützen den Prozess hin zu Liebe, Frieden und Dankbarkeit.

→ **Empfohlene Räucherpflanzen**

Alant, Lavendel, Mädesüß, Odermenning, Schlüsselblume, Ysop

VERTRAUEN

Als Oberbegriff für das Wort »Vertrauen« wird immer wieder das Wort »Glaube« im Sinn von festem Halt und Stand gewinnen genannt. Räuchern kann helfen, fehlendes Vertrauen und Unsicherheit loszuwerden.

→ **Empfohlene Räucherpflanzen**

Angelikawurzel, Beifuß, Eichenrinde, Gänseblümchen, Huflattich, Thymian, Wacholder

V

VERDAUUNG

Eine Räucherung mit Heilpflanzen kann bei Appetitlosigkeit, Durchfall, Reizmagen und Entzündungen im Mund- und Rachenraum angewendet werden (hilft auch bei **Haus-** und **Nutztieren**!):

W

WIRBELSÄULENBESCHWERDEN

Die Räucherung kann entlang der Wirbelsäule oder mit einem rauchgetränkten Tuch durchgeführt werden. Es eignen sich sehr gut Arnika, Beinwell, Holunderblüten und Weide.

Sammelkalender

	März	April	Mai	Juni	Juli	August
Alant						grün/gelb
Arnika						grün
Baldrian						
Basilikum					grün	grün/gelb
Beifuß						grün/gelb
Dost						
Eisenkraut						
Engelwurz					gelb	gelb
Fenchel						orange
Holunder						
Hopfen				grün	grün	grün/gelb
Iriswurzel						
Johanniskraut				gelb	gelb	
Kamille						gelb
Kiefer						blau
Königskerze					gelb	gelb
Lavendel					gelb	gelb
Löwenzahn						
Mädesüß			grün	grün/gelb	grün	grün/gelb
Melisse			grün	gelb	gelb	gelb
Mistel	grün/gelb	grün/gelb	grün/gelb			
Quendel			gelb	gelb	gelb	
Rose*			gelb	gelb	gelb	
Rosmarin						grün/gelb
Salbei						grün
Schafgarbe						grün/gelb
Veilchen		gelb	gelb			
Wacholder						
Wermut					grün/gelb	grün/gelb
Ysop						grün/gelb

Wenn Sie in freier Natur ernten, achten Sie bitte darauf, dass Sie die Pflanze nicht verletzen. Ernten Sie nur so viel, dass die Pflanze wieder austreiben kann, und nur bei trockenem Wetter, am besten zur Mittagszeit und bei Sonnenschein, damit die Feuchtigkeit des

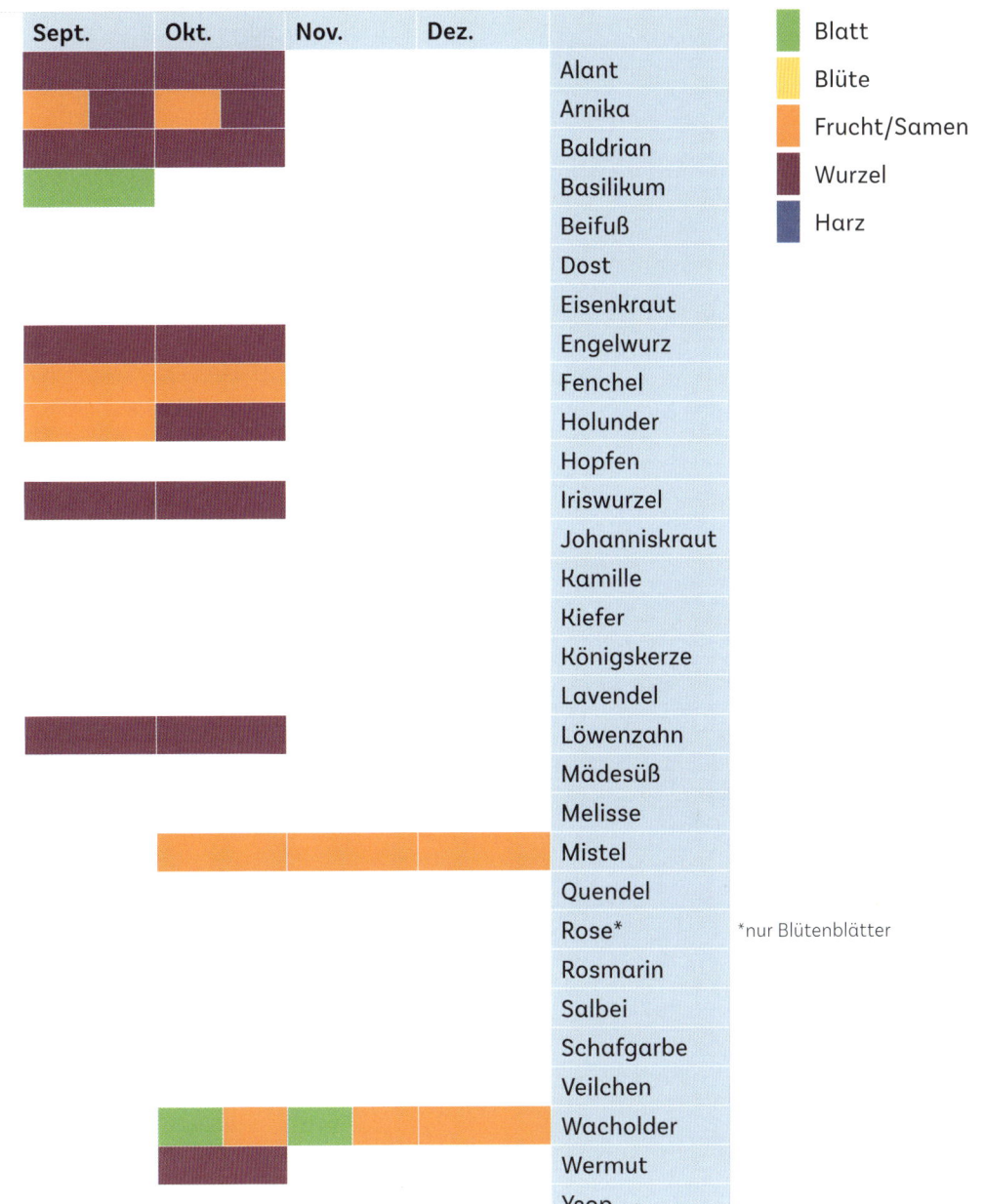

Morgentaus bereits abgetrocknet ist. Wurzeln können auch nachmittags geerntet werden, aber stets erst im Herbst, allerdings nur bis Ende Oktober. Bitte, ernten Sie nicht in Naturschutzgebieten, für seltenere Pflanzen ist die Zucht zu Hause empfohlen.

Literaturverzeichnis

BADER, Marlis: Räuchern mit heimischen Kräutern. Anwendung, Wirkung und Rituale im Jahreskreis, 5. Auflage, Wilhelm Goldmann Verlag, München 2008

BERTSCHI-STAHL, Heide-Dore, FEHR-STREULE, Rosmarie, GARVELMANN, Friedemann, GRANZ, Chrischta und RAIMANN, Christian: Grundlagen der Traditionellen Europäischen Naturheilkunde, Bacopa Verlag, Schiedelberg 2012

GARVELMANN, Friedemann: Pflanzenheilkunde in der Humoralpathologie, Richard Pflaum Verlag GmbH, München 2000

GRIMM, Jacob und GRIMM, Wilhelm: Deutsches Wörterbuch. 16 Bde. in 32 Teilbänden, Leipzig 1854–1961, Quellenverzeichnis Leipzig 1971. Online-Version vom 15.05.2016

HERZOG, Annemarie: Die Räucherapotheke für den Körper, Schirner Verlag, Darmstadt 2014

KLEISS, Hannelore: Räuchern zu heiligen Zeiten, Freya Verlag GmbH, Linz 2015

MAYER, Arnold: Traditionelle Europäische Medizin. Lehrbuch und Atlas zur TEM, Foitzick Verlag GmbH, Augsburg 2013

MÖLLER, Birgit, PUHLE, Annekatrin und TROTT-TSCHEPE, Jürgen: Heilpflanzen für die Gesundheit, Franckh-Kosmos Verlags-GmbH, Stuttgart 2013

PLOEGER, Angelika: Essen als Sinnes- und Geschmackserlebnis, als Genuss, als Entdeckungsreise für die Sinne, in: Welt des Kindes, 87. Jahrgang 2009, Heft 1, S. 8–11

SCHILLING, Greta: Die Vier-Säfte-Lehre zusammengefasst und aus dem Griechischen übersetzt, in: MIELKE, Horst und SCHÖBER-BUTIN, Bärbel: Heil- und Gewürzpflanzen – Anbau und Verwendung, hrsg. von der Biologischen Bundesanstalt für Land- und Forstwirtschaft Berlin und Braunschweig, 2007

TRAVERSIER, Rita: Westliche Pflanzen und ihre Wirkung in der TCM, Karl F. Haug Verlag, Stuttgart 2014

WAGNER, Hermann: Gegen jede Krankheit ist ein Kraut gewachsen, 4. Auflage, Ruhland Verlag, Altötting 1990

WEBERSBERGER, Regina und WINTGEN, Siegfried: Traditionelle Europäische Medizin. Das große Praxisbuch der westlichen Heilkunst, Kneipp-Verlag GmbH, Wien 2015

Interessante Internetadressen

http://www.apotheke-mariazell.at/hausmittel-bingen-traditionelle-europaeische-medizin-tem/

http://www.arcanime.at/

http://www.blattwerk-gartengestaltung.de/

http://www.plantaroma.de/

https://www.raeucherguru.info/

http://www.raeucherwerk-ratgeber.com/raeucherwerk-a-z/

http://www.satureja.de/

http://www.tem-zentrum.at/

Archetypbestimmung unter

http://www.tem-zentrum.at/archetypen.html

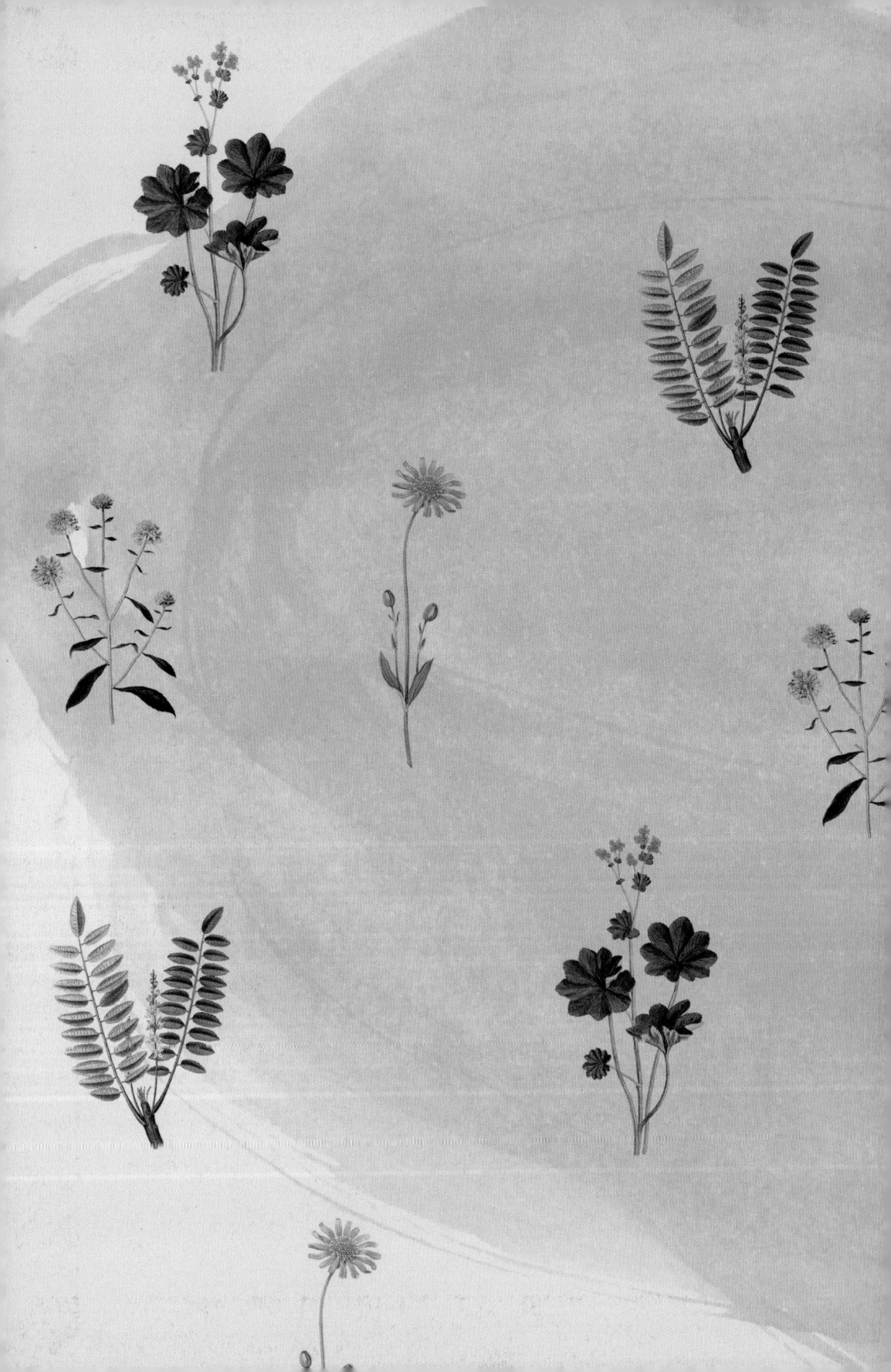